BRUSTKREBS-DIÄT-KOCHBUCH

Köstliche Rezepte für Menschen, die mit Krebs leben

David T. Salcedo

WIE MAN DIESES KOCHBUCH BENUTZT

Lesen Sie das Kapitel, in dem es um die Bedeutung der Ernährung bei der Brustkrebsprävention und -behandlung geht. Dieser Abschnitt gibt den Ton für das Buch an und bietet wertvolle Einblicke, wie sich die Ernährung positiv auf Ihre Gesundheit und Ihr Wohlbefinden auswirken kann.

Verstehen Sie die Kapitel: Nehmen Sie sich die Zeit, das Inhaltsverzeichnis zu lesen und sich mit den Kapiteln des Buches vertraut zu machen. Jedes Kapitel behandelt einen bestimmten Aspekt der Ernährung und ihre Bedeutung für das Wohlbefinden von Brustkrebs, vom Verständnis der wichtigsten Nährstoffe bis hin zu Tipps zur Essensplanung und Lebensstilstrategien.

Identifizieren Sie Ihre Bedürfnisse: Bewerten Sie Ihre aktuellen Ernährungsgewohnheiten, Vorlieben und alle spezifischen Herausforderungen oder Bedenken, die Sie im Zusammenhang mit Ihrer Brustkrebsdiagnose oder -behandlung haben. Auf diese Weise können Sie herausfinden, welche Kapitel und Rezepte für Sie am relevantesten sind.

Entdecken Sie die Rezepte: Stöbern Sie durch die Rezepte in jedem Kapitel und achten Sie auf die gesundheitlichen Vorteile, die am Anfang jedes Rezepts aufgeführt sind. Wählen Sie Rezepte, die Ihren Ernährungsbedürfnissen, Vorlieben und Ihrer Behandlungsphase entsprechen.

Wenn du ein Rezept zum Ausprobieren ausgewählt hast, erstelle eine Liste der Zutaten, die du brauchst, und sammle sie in deiner Speisekammer, deinem Kühlschrank oder im örtlichen Lebensmittelgeschäft. Entscheiden Sie sich, wann immer möglich, für frische, vollwertige Lebensmittel, um ihren Nährwert zu maximieren.

Befolgen Sie die Anweisungen: Befolgen Sie sorgfältig die Anweisungen für jedes Rezept, einschließlich der Zutatenmengen, der Zubereitungsschritte und der Koch- oder Kühlzeiten. Nehmen Sie sich Zeit und genießen Sie den Prozess der Zubereitung nahrhafter Mahlzeiten, die Ihre Gesundheit und Ihr Wohlbefinden unterstützen.

Personalisieren Sie Ihre Mahlzeiten: Fühlen Sie sich frei, die Rezepte an Ihre Geschmacksvorlieben, diätetischen Einschränkungen oder spezifischen Ernährungsbedürfnisse anzupassen. Tauschen Sie die Zutaten aus, passen Sie die Gewürze an oder ändern Sie die Portionsgrößen nach Bedarf, um die Rezepte zu Ihren eigenen zu machen.

Teilen und verbinden: Teilen Sie Ihre kulinarischen Kreationen mit Ihren Lieben, Betreuern oder anderen Brustkrebs-Kriegern. Gemeinsames Kochen und Essen kann in schwierigen Zeiten Verbindung, Unterstützung und Ermutigung fördern.

Reflektieren und anpassen: Achte darauf, wie du dich bei verschiedenen Lebensmitteln fühlst und wie sie sich auf dein Energieniveau, deine Verdauung und dein allgemeines Wohlbefinden auswirken. Nutzen Sie dieses Feedback, um Ihre Essensauswahl anzupassen und weiter mit neuen Rezepten zu experimentieren.

Holen Sie sich Unterstützung: Denken Sie daran, dass Sie auf dieser Reise nicht allein sind. Wenden Sie sich an medizinisches Fachpersonal, Selbsthilfegruppen oder registrierte Ernährungsberater, um persönliche Anleitung, Unterstützung und Ermutigung bei Ihrer Brustkrebsdiagnose und -behandlung zu erhalten.

Inhaltsverzeichnis

EINLEITUNG

Jennas Reise mit Brustkrebs begann mit einer Diagnose, die sie bis ins Mark erschütterte. Entschlossen, sich dieser Herausforderung zu stellen, entschied sie sich für einen ganzheitlichen Behandlungsansatz, da sie erkannte, dass ihre Ernährung eine wichtige Rolle in ihrem Heilungsprozess spielen könnte.

Bewaffnet mit Forschung und Anleitung ihres medizinischen Teams tauchte Jenna in die Welt der Ernährung ein, um herauszufinden, wie sie ihren Körper ernähren kann, um ihre Gesundheit während der Behandlung zu optimieren. Sie begann damit, verarbeitete Lebensmittel und raffinierten Zucker aus ihrer Ernährung zu streichen und konzentrierte sich stattdessen auf vollwertige, nährstoffreiche Lebensmittel, die ihr Immunsystem unterstützen und das allgemeine Wohlbefinden fördern würden.

Jeden Tag fand Jenna Trost in ihrer Küche und experimentierte mit neuen Rezepten und Zutaten, die auf ihre spezifischen Ernährungsbedürfnisse zugeschnitten waren. Sie entdeckte die heilende Kraft von Obst und Gemüse, das reich an Antioxidantien ist, und verarbeitete es in bunten Salaten und lebendigen Smoothies, die zu Grundnahrungsmitteln ihrer täglichen Routine wurden.

Als sie sich einer Chemotherapie unterzog, erlebte Jenna die allzu häufigen Nebenwirkungen von Müdigkeit und Übelkeit. Doch statt der Verzweiflung zu erliegen, wandte sie sich ihrer Ernährung als Kraftquelle zu. Sie lernte, Übelkeit mit Ingwertees und beruhigenden Suppen mit entzündungshemmenden Gewürzen wie Kurkuma und Kreuzkümmel zu bekämpfen.

Während ihrer Behandlung fand Jenna Unterstützung in ihrer Gemeinschaft und teilte ihre Reise und ihre Rezepte mit anderen Überlebenden und Betreuern gleichermaßen. Sie veranstaltete Kochworkshops, in denen sie anderen beibrachte, wie sie die heilende Kraft des Essens nutzen können, und sie dazu inspirierte, angesichts von Widrigkeiten die Kontrolle über ihre Gesundheit zu übernehmen.

Im Laufe der Monate zahlten sich Jennas Durchhaltevermögen und Entschlossenheit aus. Sie ging gestärkt aus ihrer Behandlung hervor und ihr Geist wurde von dem Wissen beflügelt, dass sie eine aktive Rolle bei ihrer eigenen Heilung gespielt hatte. Und obwohl ihre Reise mit dem Brustkrebs noch lange nicht zu Ende war, wusste sie, dass sie in ihrer Küche einen mächtigen Verbündeten gefunden hatte – einen Ort, an dem sich Hoffnung und Heilung mit jeder nahrhaften Mahlzeit, die sie zubereitete, überschnitten.

WAS IST BRUSTKREBS?

Brustkrebs ist eine Krebsart, die sich in den Zellen des Brustgewebes bildet. Es kann sowohl bei Männern als auch bei Frauen auftreten, obwohl es bei Frauen weitaus häufiger vorkommt. Hier ist eine Aufschlüsselung der Ursachen, Symptome, Behandlungsmöglichkeiten, Risikofaktoren und vorbeugenden Maßnahmen:

Bewirkt

1. Genetische Mutationen: Vererbte Mutationen in bestimmten Genen, wie BRCA1 und BRCA2, können das Brustkrebsrisiko erhöhen.

2. Hormonelle Faktoren: Veränderungen des Hormonspiegels, wie Östrogen und Progesteron, können zur Entstehung von Brustkrebs beitragen.

3. Umweltfaktoren: Die Exposition gegenüber bestimmten Umweltschadstoffen und Toxinen kann das Brustkrebsrisiko erhöhen.

4. Lebensstilfaktoren: Faktoren wie Fettleibigkeit, Bewegungsmangel, übermäßiger Alkoholkonsum und Rauchen können ebenfalls zum Brustkrebsrisiko beitragen.

Symptome

1. Bildung eines Knotens oder einer Masse im Brust- oder Achselbereich.

2. Veränderungen der Brustgröße oder -form.

3. Schwellung, Rötung oder Grübchen der Brusthaut.

4. Veränderungen der Brustwarzen, einschließlich Inversion, Ausfluss oder Schuppung.

5. Anhaltende Brustschmerzen oder -beschwerden.

Behandlung

1. Operation: Zu den Optionen gehören die Lumpektomie (Entfernung des Tumors und des umliegenden Gewebes) oder die Mastektomie (Entfernung der gesamten Brust).

2. Strahlentherapie: Hochenergetische Röntgenstrahlen oder andere Formen der Strahlung werden eingesetzt, um Krebszellen zu zerstören.

3. Chemotherapie: Medikamente werden eingesetzt, um Krebszellen abzutöten oder ihr Wachstum zu stoppen.

4. Hormontherapie: Medikamente werden eingesetzt, um Hormone zu blockieren, die das Wachstum bestimmter Arten von Brustkrebs fördern.

5. Zielgerichtete Therapie: Medikamente zielen auf bestimmte Anomalien in Krebszellen ab.

Risikofaktoren

1. Geschlecht: Weiblich zu sein erhöht das Brustkrebsrisiko.

2. Alter: Das Brustkrebsrisiko steigt mit dem Alter.

3. Familienanamnese: Eine familiäre Vorbelastung von Brustkrebs oder bestimmten genetischen Mutationen kann das Risiko erhöhen.

4. Persönliche Anamnese: Früherer Brustkrebs oder bestimmte gutartige Brusterkrankungen können das Risiko erhöhen.

5. Hormonersatztherapie: Eine langfristige Anwendung einer Hormonersatztherapie nach der Menopause kann das Risiko erhöhen.

Präventivmaßnahmen

1. Achten Sie auf ein gesundes Gewicht und einen gesunden Lebensstil: Ernähren Sie sich ausgewogen, treiben Sie regelmäßig Sport, schränken Sie den Alkoholkonsum ein und vermeiden Sie das Rauchen.

2. Stillen, wenn möglich: Stillen kann das Brustkrebsrisiko senken.

3. Kennen Sie Ihr Risiko: Informieren Sie sich über Ihre Familienanamnese und besprechen Sie die Screening-Optionen mit Ihrem Arzt.

4. Lassen Sie sich regelmäßig untersuchen: Mammographien und klinische Brustuntersuchungen können helfen, Brustkrebs frühzeitig zu erkennen, wenn er am besten behandelbar ist.

5. Ziehen Sie vorbeugende Medikamente in Betracht: Einige Medikamente können das Brustkrebsrisiko bei Frauen mit hohem Risiko verringern.

DIE BEDEUTUNG DER ERNÄHRUNG BEI DER BRUSTKREBSPRÄVENTION UND - BEHANDLUNG

Sowohl bei der Vorbeugung als auch bei der Behandlung von Brustkrebs spielt die Ernährung eine entscheidende Rolle. Hier ist der Grund, warum es so wichtig ist:

1. Unterstützung der allgemeinen Gesundheit: Eine nahrhafte Ernährung liefert essentielle Vitamine, Mineralien, Antioxidantien und andere Nährstoffe, die die allgemeine Gesundheit und das Wohlbefinden unterstützen. Dies trägt zur Aufrechterhaltung eines starken Immunsystems und einer optimalen Funktion der Körperprozesse bei, die für die Vorbeugung der Krebsentstehung und die Unterstützung der Behandlungsergebnisse unerlässlich sind.

2. Verringerung von Entzündungen: Chronische Entzündungen wurden mit einem erhöhten Risiko für die Entwicklung und das Fortschreiten von Krebs in Verbindung gebracht. Bestimmte Lebensmittel wie Obst, Gemüse, Vollkornprodukte und gesunde Fette, wie sie in Fisch und Nüssen enthalten sind, haben entzündungshemmende Eigenschaften, die dazu

beitragen können, Entzündungen im Körper zu reduzieren und das Brustkrebsrisiko zu senken.

3. Ein gesundes Gewicht halten: Fettleibigkeit ist ein bedeutender Risikofaktor für Brustkrebs, insbesondere bei Frauen nach der Menopause. Eine ausgewogene Ernährung, die Vollwertkost betont und verarbeitete Lebensmittel und zuckerhaltige Getränke einschränkt, kann Menschen helfen, ein gesundes Gewicht zu erreichen und zu halten und ihr Risiko, an Brustkrebs zu erkranken, zu verringern.

4. Hormone ausgleichen: Hormonelle Ungleichgewichte, insbesondere erhöhte Östrogenspiegel, können das Risiko für Hormonrezeptor-positiven Brustkrebs erhöhen. Bestimmte Ernährungsfaktoren, wie z. B. der Konsum von übermäßigem Alkohol oder raffinierten Kohlenhydraten, können den Hormonspiegel stören. Auf der anderen Seite kann eine Ernährung, die reich an Ballaststoffen, gesunden Fetten und Phytoöstrogenen aus pflanzlichen Lebensmitteln ist, dazu beitragen, die Hormone auszugleichen und das

Risiko von hormonbedingten Krebserkrankungen zu verringern.

5. Unterstützung der Behandlungsergebnisse: Die Ernährung spielt eine wichtige Rolle bei der Unterstützung von Personen, die sich einer Brustkrebsbehandlung unterziehen. Eine ausgewogene Ernährung kann helfen, Nebenwirkungen der Behandlung wie Übelkeit, Müdigkeit und Appetitlosigkeit in den Griff zu bekommen. Eine angemessene Ernährung unterstützt auch die Fähigkeit des Körpers, sich von Behandlungen wie Operationen, Chemotherapie und Strahlentherapie zu erholen und zu heilen.

6. Verbesserung der Lebensqualität: Der Verzehr nahrhafter Lebensmittel kann das Energieniveau, die Stimmung und die allgemeine Lebensqualität von Menschen mit Brustkrebs verbessern. Der Genuss von Mahlzeiten, die sowohl lecker als auch nahrhaft sind, kann in einer herausfordernden Zeit Trost und Zufriedenheit bieten.

NOTIZ

HÄUFIGE ERNÄHRUNGSPHYSIOLOGISCHE HERAUSFORDERUNGEN WÄHREND DER BEHANDLUNG

Die Behandlung von Brustkrebs kann aufgrund ihrer Auswirkungen auf die Fähigkeit des Körpers, Nährstoffe zu verarbeiten und die allgemeine Gesundheit zu erhalten, verschiedene ernährungsphysiologische Herausforderungen mit sich bringen. Einige häufige ernährungsphysiologische Herausforderungen während der Brustkrebsbehandlung sind:

1. Veränderungen des Appetits: Viele Personen, die sich einer Brustkrebsbehandlung unterziehen, erleben Veränderungen des Appetits, die von vermindertem Appetit bis hin zu erhöhtem Verlangen reichen. Übelkeit, Geschmacksveränderungen und Wunden im Mund können auch den Appetit beeinträchtigen. was es schwierig macht, sich ausgewogen zu ernähren.

2. Verdauungsprobleme: Chemotherapie und bestimmte Medikamente, die bei der Behandlung von Brustkrebs eingesetzt werden, können Verdauungsprobleme wie Übelkeit, Erbrechen.

Durchfall und Verstopfung verursachen. Diese Symptome können die Verträglichkeit bestimmter Lebensmittel erschweren und erfordern möglicherweise eine Ernährungsumstellung, um effektiv damit umzugehen.

3. Gewichtsveränderungen: Während der Brustkrebsbehandlung kann es zu Gewichtsverlust oder Gewichtszunahme kommen, abhängig von Faktoren wie Behandlungsart, Nebenwirkungen und individuellem Stoffwechsel. Die Aufrechterhaltung eines stabilen Gewichts und eine angemessene Ernährung sind für die Unterstützung der Immunfunktion und des allgemeinen Wohlbefindens des Körpers unerlässlich.

4. Müdigkeit: Müdigkeit ist eine häufige Nebenwirkung der Brustkrebsbehandlung und kann sich auf das Energieniveau, die Motivation und den Appetit auswirken. Für den Einzelnen kann es schwierig sein, Mahlzeiten zuzubereiten oder die Energie zu haben, sich richtig zu ernähren, was zu Nährstoffmangel und weiterer Müdigkeit führt.

5. Flüssigkeitszufuhr: Einige Brustkrebsbehandlungen, wie Chemotherapie und Strahlentherapie, können aufgrund eines erhöhten Flüssigkeitsverlusts durch Erbrechen, Durchfall oder erhöhte Harnfrequenz zu Dehydrierung führen. Eine ausreichende Flüssigkeitszufuhr ist wichtig, um die richtigen Körperfunktionen aufrechtzuerhalten und die allgemeine Gesundheit während der Behandlung zu unterstützen.

6. Nährstoffmangel: Bestimmte Brustkrebsbehandlungen wie Chemotherapie und Hormontherapie können dem Körper essentielle Nährstoffe wie Vitamine, Mineralien und Eiweiß entziehen. Es ist wichtig, sich auf nährstoffreiche Lebensmittel zu konzentrieren und in einigen Fällen Nahrungsergänzungsmittel in Betracht zu ziehen, um Mangelerscheinungen vorzubeugen und die Regeneration zu unterstützen.

7. Emotionale und psychologische Faktoren: Der Umgang mit dem emotionalen und psychologischen Stress einer Brustkrebsdiagnose und -behandlung kann sich auf den Appetit und die Essgewohnheiten

auswirken. Stress, Angstzustände und Depressionen können sich auf die Lebensmittelauswahl und das Essensverhalten auswirken und zu Ernährungsungleichgewichten und vermindertem Wohlbefinden führen.

WICHTIGE NÄHRSTOFFE FÜR DIE BEHANDLUNG VON BRUSTKREBS

1. Antioxidantien und Phytonährstoffe

Antioxidantien sind Verbindungen, die in verschiedenen Lebensmitteln enthalten sind und dazu beitragen, die Körperzellen vor Schäden durch freie Radikale zu schützen. Freie Radikale sind instabile Moleküle, die die DNA schädigen und zur Entstehung von Krebs beitragen können. Phytonährstoffe, auch bekannt als sekundäre Pflanzenstoffe, sind pflanzliche Verbindungen, die antioxidative Eigenschaften und andere gesundheitliche Vorteile haben.

Zu den Quellen für Antioxidantien und Phytonährstoffe gehören Obst, Gemüse, Nüsse, Samen, Vollkornprodukte und Hülsenfrüchte. Einige Beispiele für antioxidantienreiche Lebensmittel sind Beeren (wie Blaubeeren, Erdbeeren und Himbeeren), dunkles Blattgemüse (wie Grünkohl, Spinat und Mangold), Kreuzblütler (wie Brokkoli, Blumenkohl und Rosenkohl) sowie Kräuter und Gewürze (wie Kurkuma, Ingwer und Zimt).

Der Verzehr einer Vielzahl von buntem Obst und Gemüse stellt sicher, dass Sie eine Vielzahl von Antioxidantien und Phytonährstoffen erhalten, die dazu beitragen können, Entzündungen zu reduzieren, die Immunfunktion zu unterstützen und vor der Entstehung von Krebs zu schützen. Wenn Sie diese Lebensmittel regelmäßig in Ihre Ernährung aufnehmen, kann dies zum Wohlbefinden und zur allgemeinen Gesundheit von Brustkrebs beitragen.

2. Gesunde Fette und Omega-3-Fettsäuren

Gesunde Fette, insbesondere Omega-3-Fettsäuren, sind wichtig, um die allgemeine Gesundheit zu unterstützen und Entzündungen im Körper zu reduzieren. Omega-3-Fettsäuren sind mehrfach ungesättigte Fette, die in fettem Fisch (wie Lachs, Makrele und Sardinen), Leinsamen, Chiasamen, Walnüssen und Hanfsamen vorkommen.

Die Forschung deutet darauf hin, dass Omega-3-Fettsäuren entzündungshemmende Eigenschaften haben und dazu beitragen können, das Risiko der Entwicklung von Brustkrebs zu verringern sowie die Ergebnisse bei Personen, die sich einer Brustkrebsbehandlung unterziehen, zu verbessern. Die Aufnahme von Omega-3-Fettsäuren in Ihre

Ernährung kann dazu beitragen, das Wohlbefinden von Brustkrebs zu unterstützen und die allgemeine kardiovaskuläre Gesundheit zu fördern.

Andere Quellen für gesunde Fette sind Avocados, Olivenöl, Nüsse und Samen. Versuchen Sie, eine Vielzahl dieser Lebensmittel in Ihre Ernährung aufzunehmen und gleichzeitig die Aufnahme von gesättigten und Transfetten zu mäßigen, die zu Entzündungen beitragen und das Risiko chronischer Krankheiten erhöhen können.

3. Protein-Power

Protein ist wichtig für den Aufbau und die Reparatur von Gewebe, die Unterstützung der Immunfunktion und den Erhalt von Muskelmasse und -kraft, insbesondere während der Brustkrebsbehandlung. Eine ausreichende Proteinzufuhr ist entscheidend für die Unterstützung der allgemeinen Gesundheit und die Förderung der Genesung und Heilung.

Gute Proteinquellen sind mageres Fleisch (wie Geflügel, Fisch und mageres Rind- oder Schweinefleisch), Eier, Milchprodukte (wie griechischer Joghurt und Hüttenkäse), Hülsenfrüchte (wie Bohnen, Linsen und Kichererbsen), Tofu, Tempeh und Edamame.

Während der Brustkrebsbehandlung können Personen aufgrund von Faktoren wie Gewebereparatur, Wundheilung und Stoffwechselanforderungen einen erhöhten Proteinbedarf haben. Die Aufnahme proteinreicher Lebensmittel zu jeder Mahlzeit und jedem Snack kann dazu beitragen, diesen erhöhten Bedarf zu decken und das Wohlbefinden von Brustkrebs zu unterstützen.

4. Ballaststoffe und Darmgesundheit

Ballaststoffe sind eine Art von Kohlenhydraten, die in pflanzlichen Lebensmitteln enthalten sind und für die Unterstützung der Verdauungsgesundheit, die Regulierung des Stuhlgangs und die Förderung eines gesunden Darmmikrobioms unerlässlich sind. Eine ballaststoffreiche Ernährung wurde mit einem verringerten Risiko für Brustkrebs und andere chronische Krankheiten in Verbindung gebracht.

Zu den Quellen für Ballaststoffe gehören Obst, Gemüse, Vollkornprodukte, Hülsenfrüchte, Nüsse und Samen. Versuchen Sie, eine Vielzahl von ballaststoffreichen Lebensmitteln in Ihre Ernährung aufzunehmen, um die Gesundheit der Verdauung und das allgemeine Wohlbefinden zu unterstützen.

Ballaststoffe fördern nicht nur den regelmäßigen Stuhlgang, sondern helfen auch, nützliche Bakterien im Darm zu ernähren, die eine Rolle bei der Immunfunktion und der Entzündungsregulierung spielen. Die Aufnahme präbiotikareicher Lebensmittel wie Zwiebeln, Knoblauch, Lauch, Spargel und Bananen kann ein gesundes Darmmikrobiom weiter unterstützen.

5. Mikronährstoffe: Vitamine und Mineralstoffe

Mikronährstoffe, einschließlich Vitamine und Mineralien, sind für verschiedene Körperfunktionen unerlässlich und spielen eine entscheidende Rolle bei der Unterstützung der allgemeinen Gesundheit und des Wohlbefindens, einschließlich der Brustkrebsprävention und -behandlung. Einige wichtige Mikronährstoffe, die für das Wohlbefinden von Brustkrebs besonders wichtig sind, sind:

- Vitamin D: Ein ausreichender Vitamin-D-Spiegel wurde mit einem verringerten Brustkrebsrisiko und verbesserten Ergebnissen bei Personen mit Brustkrebs in Verbindung gebracht. Zu den Quellen für Vitamin D gehören Sonneneinstrahlung, fetter Fisch, angereicherte Milchprodukte und Nahrungsergänzungsmittel.

- Kalzium: Kalzium ist wichtig für die Erhaltung der Knochengesundheit und kann auch eine schützende Wirkung gegen Brustkrebs haben. Gute Kalziumquellen sind Milchprodukte, Blattgemüse, Tofu, Mandeln und angereicherte Lebensmittel.

- Vitamin A: Vitamin A spielt eine Rolle bei der Immunfunktion und dem Zellwachstum und der Zelldifferenzierung und ist daher wichtig für die Vorbeugung und Behandlung von Brustkrebs. Zu den Vitamin-A-Quellen gehören Leber, Süßkartoffeln, Karotten, Spinat und anderes Blattgemüse.

- Vitamin C: Vitamin C ist ein Antioxidans, das hilft, die Zellen vor Schäden zu schützen und die Immunfunktion zu unterstützen. Gute Quellen für Vitamin C sind Zitrusfrüchte, Erdbeeren, Kiwi, Paprika und Brokkoli.

- Zink: Zink ist an der Immunfunktion, der Wundheilung und der DNA-Synthese beteiligt und daher für die allgemeine Gesundheit und das Wohlbefinden unerlässlich. Zu den Zinkquellen gehören Fleisch, Schalentiere, Hülsenfrüchte, Samen, Nüsse und Milchprodukte.

Richtlinien und Strategien

Die Behandlung von Brustkrebs beinhaltet oft einen umfassenden Ansatz, der medizinische Eingriffe, Änderungen des Lebensstils und Ernährungsüberlegungen umfasst. Die Brustkrebsdiät konzentriert sich auf die Bereitstellung essentieller Nährstoffe, um die allgemeine Gesundheit zu unterstützen, die Nebenwirkungen der Behandlung zu bewältigen und die Heilung zu fördern. Hier sind Richtlinien und Strategien für die Erstellung eines Brustkrebs-Ernährungsplans:

1. Ausgewogene Makronährstoffe

Das Gleichgewicht der Makronährstoffe – Kohlenhydrate, Proteine und Fette – ist entscheidend für die Aufrechterhaltung des Energieniveaus, die Unterstützung der Immunfunktion und die Gewichtskontrolle während der Brustkrebsbehandlung.

Kohlenhydrate: Entscheiden Sie sich für komplexe Kohlenhydrate wie Vollkornprodukte, Obst, Gemüse und Hülsenfrüchte. Diese Lebensmittel liefern Ballaststoffe,

Vitamine und Mineralien und helfen, den Blutzuckerspiegel zu stabilisieren.

Proteine: Nehmen Sie magere Proteinquellen wie Geflügel, Fisch, Tofu, Hülsenfrüchte und Nüsse zu sich. Protein ist wichtig für die Gewebereparatur, die Immunfunktion und den Erhalt der Muskelmasse während der Behandlung.

Fette: Wählen Sie gesunde Fette, wie sie in Avocados, Olivenöl, Nüssen, Samen und fettem Fisch wie Lachs enthalten sind. Insbesondere Omega-3-Fettsäuren haben entzündungshemmende Eigenschaften und können helfen, Entzündungen im Zusammenhang mit Brustkrebs zu reduzieren.

2. Gewichts- und Stoffwechselmanagement

Die Aufrechterhaltung eines gesunden Gewichts ist wichtig für die allgemeine Gesundheit und kann die Behandlungsergebnisse verbessern und das Risiko eines Wiederauftretens von Krebs verringern. Zu den Strategien für das Management von Gewicht und Stoffwechsel gehören:

Portionskontrolle: Achten Sie auf Portionsgrößen und vermeiden Sie übermäßiges Essen, insbesondere kalorienreiche Lebensmittel, die zur Gewichtszunahme beitragen können.

Regelmäßige körperliche Aktivität: Treiben Sie regelmäßig Sport und streben Sie eine Kombination aus Herz-Kreislauf-Training, Krafttraining und Beweglichkeitsübungen an. Bewegung kann helfen, das Gewichtsmanagement zu unterstützen, das Energieniveau zu verbessern und Stress abzubauen.

Ausgewogene Mahlzeiten: Konzentrieren Sie sich auf ausgewogene Mahlzeiten, die eine Vielzahl von nährstoffreichen Lebensmitteln enthalten, um wichtige Nährstoffe ohne überschüssige Kalorien zu liefern.

3. Tipps zur Essensplanung für die Behandlungsphasen

Verschiedene Phasen der Brustkrebsbehandlung können einzigartige diätetische Herausforderungen mit sich bringen. Beachten Sie die folgenden Tipps zur Planung von Mahlzeiten:

Während der Chemotherapie: Wählen Sie fade, leicht verdauliche Lebensmittel, um Übelkeit und Verdauungsprobleme zu behandeln. Kleine, häufige

Mahlzeiten und Snacks können besser vertragen werden als große Mahlzeiten.

Nach der Operation: Konzentrieren Sie sich auf Lebensmittel, die die Wundheilung und Gewebereparatur unterstützen, wie proteinreiche Lebensmittel, Obst, Gemüse und Vollkornprodukte. Eine ausreichende Flüssigkeitszufuhr ist ebenfalls wichtig für die Regeneration.

Während der Strahlentherapie: Schützen Sie empfindliches Gewebe, indem Sie scharfe oder säurehaltige Lebensmittel vermeiden, die Mund und Rachen reizen können. Entscheiden Sie sich für weiche, feuchte Lebensmittel und bleiben Sie gut hydriert.

4. Superfoods zur Heilung einbauen

Superfoods sind nährstoffreiche Lebensmittel, die reich an Vitaminen, Mineralien, Antioxidantien und sekundären Pflanzenstoffen sind. Die Aufnahme dieser Lebensmittel in die Brustkrebsdiät kann zusätzliche gesundheitliche Vorteile bieten und die Heilung unterstützen. Einige Superfoods, die Sie in Betracht ziehen sollten, sind:

Beeren: Heidelbeeren, Erdbeeren, Himbeeren und andere Beeren sind reich an Antioxidantien, die helfen, die Zellen vor Schäden zu schützen und das Krebsrisiko zu verringern.

Kreuzblütler: Brokkoli, Blumenkohl, Grünkohl, Rosenkohl und andere Kreuzblütler enthalten Verbindungen, die krebshemmend wirken und Entgiftungsprozesse im Körper unterstützen können.

Kurkuma: Dieses Gewürz enthält Curcumin, eine Verbindung mit starken entzündungshemmenden und antioxidativen Eigenschaften. Kurkuma kann helfen, Entzündungen zu reduzieren und die Immunfunktion zu unterstützen.

Grüner Tee: Grüner Tee ist reich an Catechinen, Antioxidantien, die eine schützende Wirkung gegen

Brustkrebs haben können. Das regelmäßige Trinken von grünem Tee kann dazu beitragen, das Risiko eines erneuten Auftretens von Krebs zu verringern.

Nüsse und Samen: Mandeln, Walnüsse, Leinsamen und Chiasamen sind ausgezeichnete Quellen für gesunde Fette, Proteine, Ballaststoffe und Mikronährstoffe. Die Aufnahme dieser Lebensmittel in die Ernährung kann essentielle Nährstoffe liefern und die allgemeine Gesundheit unterstützen.

NOTIZ

KAPITEL 1

Frühstücks-Rezepte

1: Berry Blast Smoothie Bowl
Gesundheitliche Vorteile

Diese lebendige Smoothie-Bowl ist vollgepackt mit Antioxidantien aus Beeren, die helfen, Entzündungen zu bekämpfen und vor Zellschäden zu schützen. Die Zugabe von griechischem Joghurt liefert Eiweiß und Probiotika für die Darmgesundheit, während Mandelbutter gesunde Fette und eine cremige Textur hinzufügt.

Zutaten

- 1 Tasse gemischte Beeren (z. B. Erdbeeren, Heidelbeeren und Himbeeren), gefroren

- 1/2 reife Banane

- 1/2 Tasse griechischer Naturjoghurt

- 1 Esslöffel Mandelmus

- 1/4 Tasse Mandelmilch (oder eine Milch nach Wahl)

- Toppings: gehobelte Mandeln, Chiasamen, Kokosraspeln, zusätzliche Beeren

Art der Zubereitung

1. In einem Mixer die gefrorenen Beeren, die Banane, den griechischen Joghurt, das Mandelmus und die Mandelmilch vermischen.

2. Mixen, bis alles glatt und cremig ist, und bei Bedarf mehr Mandelmilch hinzufügen, um die gewünschte Konsistenz zu erreichen.

3. Den Smoothie in eine Schüssel geben und nach Belieben mit gehobelten Mandeln, Chiasamen, Kokosraspeln und zusätzlichen Beeren belegen.

Nährwertangaben (pro Portion)

- Kalorien: 250 kcal

- Eiweiß: 10g

- Fett: 9g

- Kohlenhydrate: 35g

- Ballaststoffe: 8g

Portionsgröße: 1 Smoothie-Bowl

Zubereitungszeit: 5 Minuten

Zubereitungszeit: 5 Minuten

2: Frühstückstoast mit Avocado und Tomaten

Gesundheitliche Vorteile

Dieser Frühstückstoast enthält Avocado und Tomaten, die beide reich an Antioxidantien und gesunden Fetten sind. Avocado liefert einfach ungesättigte Fette, während Tomaten Lycopin enthalten, das dazu beitragen kann, das Brustkrebsrisiko zu verringern.

Zutaten

- 2 Scheiben Vollkornbrot, geröstet

- 1 reife Avocado

- 1 mittelgroße Tomate, in Scheiben geschnitten

- Meersalz und schwarzer Pfeffer nach Geschmack

- Optionale Toppings: rote Chiliflocken, Microgreens

Art der Zubereitung

1. Die reife Avocado in einer kleinen Schüssel zerdrücken und mit Meersalz und schwarzem Pfeffer würzen.

2. Die zerdrückte Avocado gleichmäßig auf den gerösteten Vollkornbrotscheiben verteilen.

3. Jeden Toast mit geschnittenen Tomaten belegen und nach Belieben mit roten Paprikaflocken und Microgreens bestreuen.

Nährwertangaben (pro Portion)

- Kalorien: 250 kcal

- Eiweiß: 7g

- Fett: 15g

- Kohlenhydrate: 25g

- Ballaststoffe: 8g

Portionsgröße: 2 Scheiben Avocado-Toast

Kochzeit: 10 Minuten (inkl. Toasten)

Zubereitungszeit: 5 Minuten

3: Quinoa Frühstücksbowl mit gemischten Beeren

Gesundheitliche Vorteile

Diese Quinoa-Frühstücksbowl ist ein Kraftpaket an Nährstoffen, mit Quinoa für Protein und Ballaststoffe, gemischten Beeren für Antioxidantien und Mandeln für gesunde Fette. Es ist eine befriedigende und nahrhafte Art, den Tag zu beginnen.

Zutaten

- 1/2 Tasse gekochter Quinoa

- 1/2 Tasse gemischte Beeren (z. B. Erdbeeren, Blaubeeren und Himbeeren)

- 2 Esslöffel gehobelte Mandeln

- 1 Esslöffel Honig oder Ahornsirup (optional)

- 1/4 Teelöffel Zimt (optional)

- Spritzer Mandelmilch oder Joghurt (optional)

Art der Zubereitung

1. In einer Schüssel den gekochten Quinoa, die gemischten Beeren und die in Scheiben geschnittenen Mandeln vermischen.

2. Mit Honig oder Ahornsirup beträufeln und nach Belieben mit Zimt bestreuen.

3. Nach Belieben mit einem Schuss Mandelmilch oder Joghurt servieren.

Nährwertangaben (pro Portion)

- Kalorien: 300 kcal

- Eiweiß: 9g

- Fett: 7g

- Kohlenhydrate: 50g

- Ballaststoffe: 8g

Portionsgröße: 1 Frühstücksschüssel

Kochzeit: 15 Minuten (einschließlich Quinoa-Kochzeit)

Zubereitungszeit: 5 Minuten

4: Spinat-Feta-Eier-Muffins

Gesundheitliche Vorteile

Diese Spinat-Feta-Eier-Muffins sind reich an Eiweiß und vollgepackt mit Nährstoffen aus Spinat. Eier liefern hochwertiges Eiweiß und essentielle Vitamine, während Spinat Antioxidantien und Eisen liefert.

Zutaten

- 6 große Eier

- 1 Tasse frischer Spinat, gehackt

- 1/4 Tasse zerbröckelter Fetakäse

- 1/4 Tasse gewürfelte Paprika

- Salz und Pfeffer nach Geschmack

- Kochspray oder Olivenöl, zum Einfetten der Muffinform

Art der Zubereitung

1. Den Ofen auf 175°C (350°F) vorheizen und ein Muffinblech mit Kochspray oder Olivenöl einfetten.

2. In einer Schüssel die Eier verquirlen, bis sie gut verquirlt sind. Mit Salz und Pfeffer würzen.

3. Den gehackten Spinat, den zerbröckelten Fetakäse und die gewürfelte Paprika unterrühren, bis alles gleichmäßig vermischt ist.

4. Die Eimasse in das vorbereitete Muffinblech geben und jede Tasse zu etwa 3/4 füllen.

5. Im vorgeheizten Ofen 20-25 Minuten backen, bis die Eiermuffins fest und leicht goldbraun sind.

6. Die Eiermuffins vor dem Servieren etwas abkühlen lassen.

Nährwertangaben (Pro Portion - 2 Eiermuffins)

- Kalorien: 180 kcal

- Eiweiß: 15g

- Fett: 11g

- Kohlenhydrate: 4g

- Ballaststoffe: 1g

Portionsgröße: 2 Eiermuffins

Zubereitungszeit: 25 Minuten

Zubereitungszeit: 10 Minuten

5: Haferflocken mit Mandelmus und Bananenscheiben

Gesundheitliche Vorteile

Dieses Haferflocken-Frühstück liefert komplexe Kohlenhydrate für anhaltende Energie, zusammen mit Eiweiß und gesunden Fetten aus Mandelbutter. Bananen fügen natürliche Süße und zusätzliche Nährstoffe wie Kalium und Vitamin C hinzu.

Zutaten

- 1/2 Tasse Haferflocken

- 1 Tasse Wasser oder Milch nach Wahl

- 1 Esslöffel Mandelmus

- 1/2 reife Banane, in Scheiben geschnitten

- Optionale Toppings: Chiasamen, Hanfsamen, Zimt, Honig oder Ahornsirup

Art der Zubereitung

1. In einem kleinen Topf das Wasser oder die Milch zum Kochen bringen.

2. Die Haferflocken unterrühren und die Hitze auf niedrige Stufe reduzieren. Unter gelegentlichem Rühren 5-7 Minuten kochen lassen, bis die Haferflocken die gewünschte Konsistenz erreicht haben.

3. Sobald die Haferflocken gekocht sind, vom Herd nehmen und das Mandelmus unterrühren, bis es vollständig eingearbeitet ist.

4. Die Haferflocken in eine Schüssel geben und mit der in Scheiben geschnittenen Banane und den gewünschten Toppings wie Chiasamen, Hanfsamen, Zimt, Honig oder Ahornsirup belegen.

Nährwertangaben (pro Portion)

- Kalorien: 300 kcal

- Eiweiß: 9g

- Fett: 10g

- Kohlenhydrate: 45g

- Ballaststoffe: 7g

Portionsgröße: 1 Schüssel Haferflocken

Zubereitungszeit: 10 Minuten

Zubereitungszeit: 5 Minuten

6: Griechisches Joghurtparfait mit Beeren und Mandeln

Gesundheitliche Vorteile

Griechischer Joghurt ist reich an Proteinen und Probiotika, die die Darmgesundheit und die Immunfunktion unterstützen. Beeren liefern Antioxidantien, während Mandeln gesunde Fette und zusätzliches Eiweiß für ein sättigendes Frühstück bieten.

Zutaten

- 1 Tasse griechischer Naturjoghurt

- 1/2 Tasse gemischte Beeren (z. B. Erdbeeren, Blaubeeren und Himbeeren)

- 2 Esslöffel gehobelte Mandeln

- 1 Esslöffel Honig oder Ahornsirup (optional)

- 1/4 Teelöffel Vanilleextrakt (optional)

Art der Zubereitung

1. In einem Servierglas oder einer Schüssel den griechischen Naturjoghurt, die gemischten Beeren und die gehobelten Mandeln schichten.

2. Mit Honig oder Ahornsirup beträufeln und nach Belieben mit Vanilleextrakt bestreuen.

3. Wiederholen Sie die Schichten, bis alle Zutaten aufgebraucht sind, und bestreuen Sie sie mit gehobelten Mandeln.

Nährwertangaben (pro Portion)

- Kalorien: 250 kcal

- Eiweiß: 18g

- Fett: 10g

- Kohlenhydrate: 25g

- Ballaststoffe: 5g

Portionsgröße: 1 Parfait

Zubereitungszeit: 5 Minuten

Zubereitungszeit: 5 Minuten

7: Gemüse- und Ziegenkäse-Frittata

Gesundheitliche Vorteile

Diese Frittata aus Gemüse und Ziegenkäse ist vollgepackt mit Eiweiß aus Eiern und Gemüse. Es ist eine großartige Möglichkeit, nährstoffreiches Gemüse wie Spinat, Paprika und Tomaten in Ihr Frühstück zu integrieren.

Zutaten

- 6 große Eier

- 1/2 Tasse gewürfelte Paprika

- 1/2 Tasse gehackter Spinat

- 1/2 Tasse Kirschtomaten, halbiert

- 1/4 Tasse zerbröckelter Ziegenkäse

- Salz und Pfeffer nach Geschmack

- Kochspray oder Olivenöl zum Einfetten der Pfanne

Art der Zubereitung

1. Den Ofen auf 175°C (350°F) vorheizen und eine gusseiserne Pfanne oder ofenfeste Pfanne mit Kochspray oder Olivenöl einfetten.

2. In einer Schüssel die Eier verquirlen, bis sie gut verquirlt sind. Mit Salz und Pfeffer würzen.

3. Paprikawürfel, gehackten Spinat, Kirschtomaten und zerbröckelten Ziegenkäse unterrühren, bis sie gleichmäßig verteilt sind.

4. Die Eimasse in die vorbereitete Pfanne geben und gleichmäßig verteilen.

5. Die Pfanne in den vorgeheizten Ofen schieben und 20-25 Minuten backen, bis die Frittata fest und leicht goldbraun ist.

6. Aus dem Ofen nehmen und die Frittata vor dem Schneiden und Servieren etwas abkühlen lassen.

Nährwertangaben (pro Portion)

- Kalorien: 200 kcal

- Eiweiß: 15g

- Fett: 12g

- Kohlenhydrate: 7g

- Ballaststoffe: 2g

Portionsgröße: 1/4 der Frittata

Zubereitungszeit: 25 Minuten

Zubereitungszeit: 10 Minuten

8: Bananenpfannkuchen aus Mandelmehl
Gesundheitliche Vorteile

Diese Bananenpfannkuchen aus Mandelmehl sind glutenfrei und reich an Eiweiß und gesunden Fetten. Bananen fügen natürliche Süße und zusätzliche Nährstoffe hinzu, was sie zu einer nahrhaften und sättigenden Frühstücksoption macht.

Zutaten

- 1 Tasse Mandelmehl

- 2 reife Bananen, püriert

- 2 große Eier

- 1/2 Teelöffel Backpulver

- 1/4 Teelöffel Zimt

- Kochspray oder Kokosöl zum Einfetten der Pfanne

Art der Zubereitung

1. In einer Schüssel Mandelmehl, zerdrückte Bananen, Eier, Backpulver und Zimt vermischen. Mixen, bis alles gut vermischt und glatt ist.

2. Eine beschichtete Pfanne oder Grillplatte bei mittlerer Hitze erhitzen und mit Kochspray oder Kokosöl leicht einfetten.

3. Gießen Sie für jeden Pfannkuchen etwa 1/4 Tasse des Pfannkuchenteigs in die Pfanne.

4. 2-3 Minuten kochen lassen, bis sich Blasen auf der Oberfläche des Pfannkuchens bilden und die Ränder fest werden.

5. Die Pfannkuchen wenden und weitere 1-2 Minuten backen, bis sie goldbraun und durchgegart sind.

6. Wiederholen Sie den Vorgang mit dem restlichen Teig und fetten Sie die Pfanne nach Bedarf ein.

Nährwertangaben (Pro Portion - 3 Pfannkuchen)

- Kalorien: 300 kcal

- Eiweiß: 12g

- Fett: 18g

- Kohlenhydrate: 25g

- Ballaststoffe: 5g

Portionsgröße: 3 Pfannkuchen

Zubereitungszeit: 15 Minuten

Zubereitungszeit: 10 Minuten

9: Chiasamen-Pudding mit Mango und Kokosnuss
Gesundheitliche Vorteile

Dieser Chiasamen-Pudding ist reich an Omega-3-Fettsäuren, Ballaststoffen und Antioxidantien. Chiasamen absorbieren Flüssigkeit und quellen auf, wodurch eine cremige Puddingtextur entsteht, die mit süßer Mango und Kokosflocken verfeinert wird.

Zutaten

- 1/4 Tasse Chiasamen

- 1 Tasse ungesüßte Mandelmilch (oder eine Milch nach Wahl)

- 1 reife Mango, gewürfelt

- 2 Esslöffel Kokosraspeln

- 1 Esslöffel Honig oder Ahornsirup (optional)

- 1/4 Teelöffel Vanilleextrakt (optional)

Art der Zubereitung

1. In einer Schüssel oder einem Glas die Chiasamen und die ungesüßte Mandelmilch vermischen. Gut umrühren.

2. Zugedeckt mindestens 2 Stunden oder über Nacht in den Kühlschrank stellen, damit die Chiasamen die Flüssigkeit aufnehmen und zu Pudding eindicken können.

3. Sobald der Chiasamenpudding fest geworden ist, die gewürfelte Mango, Kokosraspeln, Honig oder Ahornsirup und nach Belieben Vanilleextrakt unterrühren.

4. Gekühlt servieren und genießen!

Nährwertangaben (pro Portion)

- Kalorien: 250 kcal

- Eiweiß: 6g

- Fett: 10g

- Kohlenhydrate: 35g

- Ballaststoffe: 12g

Portionsgröße: 1 Portion

Kochzeit: 2 Stunden (damit der Chiasamenpudding fest wird)

Zubereitungszeit: 5 Minuten

10: Spinat-Pilz-Frühstücks-Quesadilla

Gesundheitliche Vorteile

Diese Frühstücks-Quesadilla kombiniert proteinreiche Eier mit ballaststoffreichem Spinat und Pilzen zu einer nahrhaften und sättigenden Mahlzeit. Spinat und Pilze liefern auch Vitamine und Mineralien, die die allgemeine Gesundheit und Immunfunktion unterstützen.

Zutaten

- 2 große Eier

- 1 Tasse frischer Blattspinat

- 1/2 Tasse in Scheiben geschnittene Champignons

- 2 Vollkorn-Tortillas

- 1/4 Tasse geriebener Mozzarella

- Salz und Pfeffer nach Geschmack

- Kochspray oder Olivenöl, zum Kochen

Art der Zubereitung

1. In einer Pfanne den Spinat und die in Scheiben geschnittenen Champignons bei mittlerer Hitze anbraten, bis sie welk und weich sind. Mit Salz und Pfeffer abschmecken.

2. In einer separaten Schüssel die Eier verquirlen, bis sie gut verquirlt sind. Die verquirlten Eier mit dem Spinat und den Champignons in die Pfanne geben.

3. Die Eier unter gelegentlichem Rühren kochen, bis sie durchgerührt und durchgegart sind.

4. Die Pfanne vom Herd nehmen und beiseite stellen.

5. Eine weitere Pfanne oder Grillplatte bei mittlerer Hitze erhitzen und mit Kochspray oder Olivenöl leicht einfetten.

6. Eine Vollkorntortilla in die Pfanne geben und die Hälfte des geriebenen Mozzarellas gleichmäßig über die Tortilla streuen.

7. Die Hälfte der Mischung aus Rührei, Spinat und Pilzen über den Käse geben.

8. Mit der zweiten Vollkorntortilla belegen und 2-3 Minuten auf jeder Seite braten, bis die Quesadilla goldbraun und der Käse geschmolzen ist.

9. Vom Herd nehmen, in Spalten schneiden und heiß servieren.

Nährwertangaben (pro Portion)

- Kalorien: 300 kcal

- Eiweiß: 20g

- Fett: 15g

- Kohlenhydrate: 25g

- Ballaststoffe: 5g

Portionsgröße: 1 Quesadilla

Zubereitungszeit: 15 Minuten

Zubereitungszeit: 10 Minuten

11: Blaubeer-Mandelbutter-Overnight Oats

Gesundheitliche Vorteile

Overnight Oats sind eine praktische und nahrhafte Frühstücksoption, die Vollkornprodukte, Proteine und gesunde Fette enthält. Heidelbeeren liefern Antioxidantien, während Mandelbutter zusätzliches Eiweiß und gesunde Fette für anhaltende Energie bietet.

Zutaten

- 1/2 Tasse Haferflocken
- 1/2 Tasse ungesüßte Mandelmilch (oder eine Milch nach Wahl)
- 1/4 Tasse griechischer Naturjoghurt
- 2 Esslöffel Mandelmus
- 1/4 Tasse frische oder gefrorene Heidelbeeren
- 1 Esslöffel Honig oder Ahornsirup (optional)
- 1/4 Teelöffel Zimt (optional)

Art der Zubereitung

1. In einem Glas oder Behälter Haferflocken, ungesüßte Mandelmilch, griechischen Naturjoghurt und Mandelmus vermischen. Gut umrühren.

2. Die frischen oder gefrorenen Heidelbeeren zur Haferflockenmischung geben und gleichmäßig verteilen.

3. Mit Honig oder Ahornsirup beträufeln und nach Belieben mit Zimt bestreuen.

4. Das Glas oder den Behälter abdecken und über Nacht in den Kühlschrank stellen, damit die Haferflocken weich werden und die Flüssigkeit aufnehmen können.

5. Morgens die Overnight Oats umrühren und kalt oder aufgewärmt genießen.

Nährwertangaben (pro Portion)

- Kalorien: 350 kcal

- Eiweiß: 15g

- Fett: 15g

- Kohlenhydrate: 40g

- Ballaststoffe: 8g

Portionsgröße: 1 Portion

Kochzeit: Über Nacht (damit Haferflocken weich werden)

Zubereitungszeit: 5 Minuten

12: Lachs-Gemüse-Frühstücks-Frittata

Gesundheitliche Vorteile

Diese Frühstücksfrittata mit Lachs und Gemüse ist reich an Proteinen, Omega-3-Fettsäuren und Antioxidantien. Lachs liefert herzgesunde Fette, während Gemüse wie Paprika, Zwiebeln und Spinat Vitamine, Mineralien und Ballaststoffe liefern.

Zutaten

- 6 große Eier

- 1/2 Tasse gekochter Lachs, Flocken

- 1/2 Tasse gewürfelte Paprika

- 1/4 Tasse gewürfelte Zwiebeln

- 1 Tasse frischer Blattspinat

- Salz und Pfeffer nach Geschmack

- Kochspray oder Olivenöl zum Einfetten der Pfanne

Art der Zubereitung

1. Den Ofen auf 175°C (350°F) vorheizen.

2. In einer Schüssel die Eier verquirlen, bis sie gut verquirlt sind. Mit Salz und Pfeffer abschmecken.

3. Den gekochten Lachs, die gewürfelte Paprika, die gewürfelten Zwiebeln und den frischen Spinat unterrühren, bis sie gleichmäßig verteilt sind.

4. Eine gusseiserne Pfanne oder ofenfeste Pfanne mit Kochspray oder Olivenöl einfetten.

5. Die Eimasse in die vorbereitete Pfanne geben und gleichmäßig verteilen.

6. Die Pfanne in den vorgeheizten Ofen schieben und 20-25 Minuten backen, bis die Frittata fest und leicht goldbraun ist.

7. Aus dem Ofen nehmen und die Frittata vor dem Schneiden und Servieren etwas abkühlen lassen.

Nährwertangaben (pro Portion)

- Kalorien: 250 kcal

- Eiweiß: 20g

- Fett: 15g

- Kohlenhydrate: 5g

- Ballaststoffe: 2g

Portionsgröße: 1/4 der Frittata

Zubereitungszeit: 25 Minuten

Zubereitungszeit: 10 Minuten

13: Grüner Smoothie mit Spinat und Ananas

Gesundheitliche Vorteile

Dieser grüne Smoothie ist ein erfrischendes und nährstoffreiches Frühstück mit Spinat, Ananas und Banane. Spinat liefert Vitamine und Mineralstoffe, während Ananas natürliche Süße und Verdauungsenzyme hinzufügt.

Zutaten

- 1 Tasse frischer Blattspinat

- 1/2 Tasse gefrorene Ananasstücke

- 1/2 reife Banane

- 1/2 Tasse ungesüßte Mandelmilch (oder eine Milch nach Wahl)

- 1/4 Tasse griechischer Naturjoghurt

- Optional: 1 Esslöffel Honig oder Ahornsirup (für zusätzliche Süße)

Art der Zubereitung

1. In einem Mixer frische Spinatblätter, gefrorene Ananasstücke, reife Banane, ungesüßte Mandelmilch und griechischen Naturjoghurt vermischen.

2. Optional: Füge Honig oder Ahornsirup hinzu, um die Süße zu erhöhen, falls gewünscht.

3. Mixen, bis alles glatt und cremig ist, und bei Bedarf mehr Mandelmilch hinzufügen, um die gewünschte Konsistenz zu erreichen.

4. Den Smoothie in ein Glas füllen und sofort servieren.

Nährwertangaben (pro Portion)

- Kalorien: 200 kcal

- Eiweiß: 10g

- Fett: 5g

- Kohlenhydrate: 35g

- Ballaststoffe: 5g

Portionsgröße: 1 Smoothie

Zubereitungszeit: 5 Minuten

Zubereitungszeit: 5 Minuten

KAPITEL 2

Rezepte für das Mittagessen

1: Quinoa-Salat mit gemischtem Gemüse

Gesundheitliche Vorteile

- Reich an Ballaststoffen für eine gesunde Verdauung

- Liefert pflanzliches Protein für die Muskelreparatur und die Unterstützung des Immunsystems

- Vollgepackt mit Antioxidantien für krebsbekämpfende Eigenschaften

Zutaten

- 1 Tasse Quinoa

- 2 Tassen Wasser oder Gemüsebrühe

- 1 Tasse Kirschtomaten, halbiert

- 1 Gurke, gewürfelt

- 1 Paprika, gewürfelt

- 1/4 Tasse rote Zwiebel, fein gehackt

- 1/4 Tasse frische Petersilie, gehackt

- Saft von 1 Zitrone

- 2 Esslöffel natives Olivenöl extra

- Salz und Pfeffer nach Geschmack

Art der Zubereitung

1. Quinoa unter kaltem Wasser abspülen. In einem mittelgroßen Topf das Wasser oder die Gemüsebrühe zum Kochen bringen. Quinoa dazugeben, abdecken und die Hitze auf niedrige Stufe reduzieren. 15-20 Minuten köcheln lassen, bis der Quinoa weich ist und die Flüssigkeit aufgesogen ist.

2. In einer großen Rührschüssel den gekochten Quinoa mit Kirschtomaten, Gurken, Paprika, roten Zwiebeln und Petersilie vermengen.

3. In einer kleinen Schüssel Zitronensaft, Olivenöl, Salz und Pfeffer verquirlen, um das Dressing herzustellen.

4. Das Dressing über den Quinoa-Salat gießen und vermengen. Passen Sie die Würze nach Geschmack an.

5. Servieren Sie den Quinoa-Salat gekühlt oder bei Zimmertemperatur.

Nährwertangaben (pro Portion)

- Kalorien: 250

- Eiweiß: 7g

- Fett: 8g

- Kohlenhydrate: 38g

- Ballaststoffe: 6g

Portionsgröße: 4 Portionen

Zubereitungszeit: 20 Minuten

Zubereitungszeit: 10 Minuten

2: Gegrillter Lachs mit Spargel und Zitronen-Dill-Sauce

Gesundheitliche Vorteile

- Ausgezeichnete Quelle für Omega-3-Fettsäuren für die Gesundheit von Herz und Gehirn

- Reich an Proteinen für die Muskelreparatur und die Unterstützung des Immunsystems

- Spargel liefert Folsäure und Antioxidantien zur Krebsprävention

Zutaten

- 4 Lachsfilets (je 4-6 Unzen)

- 1 Bund Spargel, geputzt

- 2 EL frischer Dill, gehackt

- 2 Esslöffel griechischer Joghurt

- Saft von 1 Zitrone

- 2 Knoblauchzehen, gehackt

- Salz und Pfeffer nach Geschmack

Art der Zubereitung

1. Den Grill auf mittlere bis hohe Hitze vorheizen. Die Lachsfilets und den Spargel mit Salz, Pfeffer und einem Spritzer Olivenöl würzen.

2. Die Lachsfilets mit der Hautseite nach unten auf den Grill legen und mit einer Gabel 4-5 Minuten pro Seite garen, bis der Fisch undurchsichtig ist und leicht flockt.

3. Während der Lachs grillt, die Zitronen-Dill-Sauce zubereiten. In einer kleinen Schüssel gehackten Dill, griechischen Joghurt, Zitronensaft, gehackten Knoblauch, Salz und Pfeffer verquirlen.

4. Den Spargel unter gelegentlichem Wenden 3-4 Minuten grillen, bis er weich und leicht verkohlt ist.

5. Den gegrillten Lachs und den Spargel mit einem Klecks Zitronen-Dill-Sauce servieren.

Nährwertangaben (pro Portion)

- Kalorien: 300

- Eiweiß: 30g

- Fett: 15g

- Kohlenhydrate: 10g

- Ballaststoffe: 4g

Portionsgröße: 4 Portionen

Zubereitungszeit: 15 Minuten

Zubereitungszeit: 10 Minuten

3: Linsen-Gemüse-Suppe

Gesundheitliche Vorteile

- Reich an Ballaststoffen für die Gesundheit der Verdauung und die Blutzuckerkontrolle

- Liefert pflanzliches Protein für die Muskelreparatur und die Unterstützung des Immunsystems

- Vollgepackt mit Vitaminen und Mineralien für die allgemeine Gesundheit

Zutaten

- 1 Tasse getrocknete grüne Linsen

- 4 Tassen Gemüsebrühe

- 1 Zwiebel, gehackt

- 2 Karotten, gewürfelt

- 2 Stangensellerie, gewürfelt

- 2 Knoblauchzehen, gehackt

- 1 Teelöffel getrockneter Thymian

- 1 Teelöffel getrockneter Rosmarin

- Salz und Pfeffer nach Geschmack

- 2 Tassen Blattspinat

- Saft von 1 Zitrone

- Frische Petersilie zum Garnieren

Art der Zubereitung

1. Die Linsen unter kaltem Wasser abspülen. In einem großen Topf Linsen, Gemüsebrühe, Zwiebeln, Karotten, Sellerie, Knoblauch, Thymian, Rosmarin, Salz und Pfeffer vermischen.

2. Die Suppe zum Kochen bringen, dann die Hitze reduzieren und 20-25 Minuten köcheln lassen, bis die Linsen und das Gemüse weich sind.

3. Blattspinat und Zitronensaft unterrühren und weitere 5 Minuten kochen lassen, bis der Spinat zusammenfällt.

4. Abschmecken und nach Bedarf abschmecken. Die Linsen-Gemüse-Suppe heiß servieren, garniert mit frischer Petersilie.

Nährwertangaben (pro Portion)

- Kalorien: 250

- Eiweiß: 15g

- Fett: 1g

- Kohlenhydrate: 45g

- Ballaststoffe: 15g

Portionsgröße: 4 Portionen

Zubereitungszeit: 30 Minuten

Zubereitungszeit: 10 Minuten

4: Puten- und Gemüsepfanne

Gesundheitliche Vorteile

- Mageres Protein aus der Pute zur Muskelreparatur und Immununterstützung

- Buntes Gemüse liefert Antioxidantien und Vitamine zur Krebsprävention

- Wenig gesättigte Fettsäuren und Kalorien für die Gewichtskontrolle

Zutaten

- 1 Pfund gehackter Truthahn

- 2 Esslöffel natriumarme Sojasauce

- 1 Esslöffel Sesamöl

- 2 Knoblauchzehen, gehackt

- 1 Esslöffel frischer Ingwer, gerieben

- 1 Zwiebel, in Scheiben geschnitten

- 2 Paprikaschoten, in dünne Scheiben geschnitten

- 2 Tassen Brokkoliröschen

- 1 Tasse Zuckerschoten

- 1 Esslöffel Speisestärke (optional, zum Andicken der Soße)

- Gekochter brauner Reis zum Servieren

Art der Zubereitung

1. In einer kleinen Schüssel Sojasauce, Sesamöl, Knoblauch und Ingwer verquirlen.

2. In einer großen Pfanne oder einem Wok das Putenhackfleisch bei mittlerer bis hoher Hitze garen,

bis es gebräunt und durchgegart ist. Aus der Pfanne nehmen und beiseite stellen.

3. In derselben Pfanne Zwiebeln, Paprika, Brokkoli und Zuckerschoten hinzufügen. Unter Rühren 4-5 Minuten anbraten, bis das Gemüse zart-knackig ist.

4. Den gekochten Truthahn wieder in die Pfanne geben und die Sauce über den Truthahn und das Gemüse gießen. Weitere 2-3 Minuten kochen lassen, dabei gelegentlich umrühren.

5. Wenn Sie möchten, mischen Sie Maisstärke mit einem Esslöffel Wasser, um einen Brei herzustellen, und geben Sie ihn in die Pfanne, um die Soße anzudicken.

6. Den Truthahn und die Gemüsepfanne über gekochtem braunem Reis servieren.

Nährwertangaben (pro Portion ohne Reis)

- Kalorien: 250

- Eiweiß: 25g

- Fett: 10g

- Kohlenhydrate: 15g

- Ballaststoffe: 5g

Portionsgröße: 4 Portionen

Zubereitungszeit: 20 Minuten

Zubereitungszeit: 15 Minuten

5: Kichererbsen-Gemüsesalat mit Zitronen-Tahini-Dressing

Gesundheitliche Vorteile

- Kichererbsen liefern pflanzliches Eiweiß und Ballaststoffe für Sättigung und gesunde Verdauung

- Buntes Gemüse bietet Antioxidantien und Vitamine zur Krebsprävention

- Tahini-Dressing fügt gesunde Fette und cremige Textur ohne Milchprodukte hinzu

Zutaten

- 1 Dose (15 Unzen) Kichererbsen, abgetropft und abgespült

- 1 Tasse Kirschtomaten, halbiert

- 1 Gurke, gewürfelt

- 1 Paprika, gewürfelt

- 1/4 Tasse rote Zwiebel, fein gehackt

- 1/4 Tasse frische Petersilie, gehackt

- Saft von 1 Zitrone

- 2 Esslöffel Tahini

- 1 Esslöffel natives Olivenöl extra

- 1 Knoblauchzehe, gehackt

- Salz und Pfeffer nach Geschmack

Art der Zubereitung

1. In einer großen Rührschüssel Kichererbsen, Kirschtomaten, Gurken, Paprika, rote Zwiebeln und Petersilie vermischen.

2. In einer kleinen Schüssel Zitronensaft, Tahini, Olivenöl, gehackten Knoblauch, Salz und Pfeffer verquirlen, um das Dressing herzustellen.

3. Das Dressing über den Kichererbsen- und Gemüsesalat gießen und vermengen.

4. Passen Sie die Gewürze nach Geschmack an und servieren Sie den Salat gekühlt oder bei Zimmertemperatur.

Nährwertangaben (pro Portion)

- Kalorien: 300

- Eiweiß: 10g

- Fett: 15g

- Kohlenhydrate: 35g

- Ballaststoffe: 10g

Portionsgröße: 4 Portionen

Zubereitungszeit: 10 Minuten

NOTIZ

6: Quinoa-Bowl mit geröstetem Gemüse und Zitronen-Tahini-Dressing

Gesundheitliche Vorteile

- Quinoa liefert Eiweiß und Ballaststoffe für Sättigung und gesunde Verdauung

- Gebratenes Gemüse bietet Antioxidantien und Vitamine zur Krebsprävention

- Tahini-Dressing sorgt für gesunde Fette und Cremigkeit ohne Milchprodukte

Zutaten

- 1 Tasse Quinoa

- 2 Tassen Wasser oder Gemüsebrühe

- 1 kleine Süßkartoffel, geschält und gewürfelt

- 1 Zucchini, in Scheiben geschnitten

- 1 rote Paprika, gewürfelt

- 1 Tasse Brokkoliröschen

- 1 Esslöffel Olivenöl

- Salz und Pfeffer nach Geschmack

- 1/4 Tasse frische Petersilie, gehackt

- 2 Esslöffel Tahini

- Saft von 1 Zitrone

- 1 Knoblauchzehe, gehackt

Art der Zubereitung

1. Den Ofen auf 200°C (400°F) vorheizen. Ein Backblech mit Backpapier auslegen.

2. Quinoa unter kaltem Wasser abspülen. In einem mittelgroßen Topf das Wasser oder die Gemüsebrühe zum Kochen bringen. Quinoa dazugeben, abdecken und die Hitze auf niedrige Stufe reduzieren. 15-20 Minuten köcheln lassen, bis der Quinoa weich ist und die Flüssigkeit aufgesogen ist.

3. In der Zwischenzeit die gewürfelten Süßkartoffeln, die in Scheiben geschnittene Zucchini, die gewürfelte rote Paprika und die Brokkoliröschen auf dem vorbereiteten Backblech verteilen. Mit Olivenöl beträufeln und mit Salz und Pfeffer würzen. Schwenken, um es gleichmäßig zu beschichten.

4. Das Gemüse im vorgeheizten Ofen 20-25 Minuten rösten, bis es zart und leicht goldbraun ist.

5. In einer kleinen Schüssel Tahini, Zitronensaft, gehackten Knoblauch und eine Prise Salz verquirlen, um das Dressing herzustellen.

6. Um die Quinoa-Schalen zusammenzusetzen, den gekochten Quinoa auf Servierschalen verteilen. Mit geröstetem Gemüse und gehackter Petersilie belegen. Vor dem Servieren mit Zitronen-Tahini-Dressing beträufeln.

Nährwertangaben (pro Portion)

- Kalorien: 350

- Eiweiß: 10g

- Fett: 15g

- Kohlenhydrate: 45g

- Ballaststoffe: 8g

Portionsgröße: 4 Portionen

Zubereitungszeit: 30 Minuten

Zubereitungszeit: 10 Minuten

7: Hühnchen-Gemüse-Brown-Reis-Bowl mit Ingwer-Soja-Sauce

Gesundheitliche Vorteile

- Brauner Reis liefert Ballaststoffe und komplexe Kohlenhydrate für anhaltende Energie

- Huhn bietet mageres Protein für die Muskelreparatur und die Unterstützung des Immunsystems

- Buntes Gemüse liefert Antioxidantien und Vitamine zur Krebsprävention

Zutaten

- 1 Tasse brauner Reis

- 2 Tassen Wasser oder Hühnerbrühe

- 1 Pfund Hähnchenbrust ohne Knochen, ohne Haut, in Streifen geschnitten

- 2 Esslöffel natriumarme Sojasauce

- 1 Esslöffel Honig

- 1 Esslöffel Reisessig

- 1 Teelöffel frischer Ingwer, gerieben

- 2 Knoblauchzehen, gehackt

- 1 Esslöffel Olivenöl

- 2 Tassen gemischtes Gemüse (z.B. Paprika, Zuckerschoten, Karotten und Brokkoli), gehackt

- Sesam zum Garnieren (optional)

- Frühlingszwiebeln in Scheiben geschnitten zum Garnieren (optional)

Art der Zubereitung

1. Den braunen Reis unter kaltem Wasser abspülen. In einem mittelgroßen Topf das Wasser oder die Hühnerbrühe zum Kochen bringen. Den braunen Reis dazugeben, abdecken und die Hitze auf niedrige Stufe reduzieren. 40-45 Minuten köcheln lassen, bis der Reis weich ist und die Flüssigkeit aufgesogen ist.

2. In einer kleinen Schüssel Sojasauce, Honig, Reisessig, geriebenen Ingwer und gehackten Knoblauch verquirlen.

3. Olivenöl in einer großen Pfanne oder im Wok bei mittlerer bis hoher Hitze erhitzen. Hähnchenstreifen hinzufügen und 5-6 Minuten kochen lassen, bis sie gebräunt und durchgegart sind. Hähnchen aus der Pfanne nehmen und beiseite stellen.

4. In derselben Pfanne das gehackte Gemüse hinzufügen und 4-5 Minuten unter Rühren anbraten, bis es zart-knusprig ist.

5. Das gekochte Hähnchen wieder in die Pfanne geben und die Sauce über das Hähnchen und das Gemüse gießen. Weitere 2-3 Minuten unter gelegentlichem Rühren kochen lassen, bis die Sauce leicht eindickt.

6. Das Hähnchenfleisch und die Gemüsepfanne über gekochtem braunem Reis servieren. Nach Belieben mit Sesam und in Scheiben geschnittenen Frühlingszwiebeln garnieren.

Nährwertangaben (pro Portion)

- Kalorien: 400

- Eiweiß: 25g

- Fett: 10g

- Kohlenhydrate: 50g

- Ballaststoffe: 6g

Portionsgröße: 4 Portionen

Zubereitungszeit: 45 Minuten

Zubereitungszeit: 15 Minuten

8: Mit Linsen und Spinat gefüllte Paprika

Gesundheitliche Vorteile

- Linsen liefern pflanzliches Eiweiß und Ballaststoffe für Sättigung und gesunde Verdauung

- Paprika ist reich an Antioxidantien und Vitaminen zur Krebsprävention

- Spinat bietet Eisen und Folsäure für die Gesundheit des Blutes und die Unterstützung des Immunsystems

Zutaten

- 4 große Paprika (beliebige Farbe), halbiert und entkernt

- 1 Tasse getrocknete grüne oder braune Linsen

- 2 Tassen Gemüsebrühe

- 1 Zwiebel, gewürfelt

- 2 Knoblauchzehen, gehackt

- 1 Teelöffel getrockneter Oregano

- 1 Teelöffel getrocknetes Basilikum

- 1/2 Teelöffel Paprika

- 2 Tassen frischer Blattspinat

- 1/4 Tasse geriebener Parmesan (optional)

- Salz und Pfeffer nach Geschmack

- Olivenöl zum Beträufeln

Art der Zubereitung

1. Den Ofen auf 190°C (375°F) vorheizen. Die halbierte Paprika mit der Schnittfläche nach oben in eine Auflaufform legen.

2. Die Linsen unter kaltem Wasser abspülen. In einem mittelgroßen Topf die Gemüsebrühe zum Kochen bringen. Linsen, gewürfelte Zwiebeln, gehackten Knoblauch, getrockneten Oregano, getrocknetes Basilikum und Paprikapulver hinzufügen. Zugedeckt

20-25 Minuten köcheln lassen, bis die Linsen weich sind und die Flüssigkeit aufgesogen ist.

3. Die gekochten Linsen vom Herd nehmen und frischen Blattspinat unterrühren, bis er zusammenfällt. Mit Salz und Pfeffer abschmecken.

4. Die Linsen-Spinat-Mischung in die halbierte Paprika geben und jede Paprika gleichmäßig füllen.

5. Nach Belieben die gefüllten Paprikaschoten mit geriebenem Parmesan bestreuen, um den Geschmack zu erhöhen.

6. Die gefüllten Paprika mit Olivenöl beträufeln und die Auflaufform mit Folie abdecken.

7. Im vorgeheizten Backofen 25-30 Minuten backen, bis die Paprika weich sind.

8. Die mit Linsen und Spinat gefüllte Paprika scharf servieren, nach Belieben mit frischer Petersilie garnieren.

Nährwertangaben (pro Portion)

- Kalorien: 300

- Eiweiß: 15g

- Fett: 5g

- Kohlenhydrate: 45g

- Ballaststoffe: 12g

Portionsgröße: 4 Portionen

Zubereitungszeit: 50 Minuten

Zubereitungszeit: 20 Minuten

9: Tofu-Gemüse-Pfanne mit Erdnusssauce

Gesundheitliche Vorteile

- Tofu liefert pflanzliches Eiweiß und Kalzium für die Muskelreparatur und die Knochengesundheit

- Buntes Gemüse bietet Antioxidantien und Vitamine zur Krebsprävention

- Erdnusssauce sorgt für Geschmack und gesunde Fette ohne Zuckerzusatz

Zutaten

- 1 Block (14 Unzen) fester Tofu, gepresst und gewürfelt

- 2 Esslöffel natriumarme Sojasauce

- 1 Esslöffel Speisestärke

- 1 Esslöffel Sesamöl

- 1 Esslöffel Olivenöl

- 2 Knoblauchzehen, gehackt

- 1 Esslöffel frischer Ingwer, gerieben

- 2 Tassen gemischtes Gemüse (z.B. Paprika, Brokkoli, Zuckerschoten und Karotten), gehackt

- Gekochter brauner Reis zum Servieren

- Gehackte Erdnüsse zum Garnieren (optional)

- Frischer Koriander zum Garnieren (optional)

Art der Zubereitung

1. In einer kleinen Schüssel Sojasauce, Maisstärke und Sesamöl verquirlen, um die Marinade herzustellen. Tofuwürfel in der Marinade schwenken und 10-15 Minuten ziehen lassen.

2. Olivenöl in einer großen Pfanne oder im Wok bei mittlerer bis hoher Hitze erhitzen. Gehackten

Knoblauch und geriebenen Ingwer dazugeben und 1-2 Minuten anbraten, bis sie duften.

3. Marinierte Tofuwürfel in die Pfanne geben und unter gelegentlichem Rühren 5-6 Minuten braten, bis sie goldbraun und knusprig sind.

4. Den gekochten Tofu aus der Pfanne nehmen und beiseite stellen. In derselben Pfanne das gehackte Gemüse hinzufügen und 4-5 Minuten unter Rühren anbraten, bis es zart-knusprig ist.

5. Den gekochten Tofu wieder in die Pfanne geben und mit Erdnusssauce über den Tofu und das Gemüse gießen. Weitere 2-3 Minuten unter gelegentlichem Rühren kochen lassen, bis sie durchgegart sind.

6. Servieren Sie den Tofu und die Gemüsepfanne über gekochtem braunem Reis. Nach Belieben mit gehackten Erdnüssen und frischem Koriander garnieren.

Nährwertangaben (pro Portion ohne Reis)

- Kalorien: 350

- Eiweiß: 20g

- Fett: 15g

- Kohlenhydrate: 30g

- Ballaststoffe: 8g

Portionsgröße: 4 Portionen

Zubereitungszeit: 30 Minuten

Zubereitungszeit: 20 Minuten

10: Mediterraner Kichererbsensalat mit Zitronen-Kräuter-Dressing

Gesundheitliche Vorteile

- Kichererbsen liefern pflanzliches Eiweiß und Ballaststoffe für Sättigung und gesunde Verdauung

- Mediterrane Inhaltsstoffe bieten Antioxidantien und herzgesunde Fette zur Krebsprävention

- Zitronen-Kräuter-Dressing sorgt für erfrischenden Geschmack ohne Zuckerzusatz

Zutaten

- 2 Dosen (je 15 Unzen) Kichererbsen, abgetropft und abgespült

- 1 Tasse Kirschtomaten, halbiert

- 1 Gurke, gewürfelt

- 1/4 Tasse rote Zwiebel, fein gehackt

- 1/4 Tasse Kalamata-Oliven, entsteint und in Scheiben geschnitten

- 1/4 Tasse zerbröckelter Fetakäse (optional)

- 2 EL frische Petersilie, gehackt

- Saft von 1 Zitrone

- 2 Esslöffel natives Olivenöl extra

- 1 Teelöffel getrockneter Oregano

- 1/2 Teelöffel getrocknetes Basilikum

- Salz und Pfeffer nach Geschmack

Art der Zubereitung

1. In einer großen Rührschüssel Kichererbsen, Kirschtomaten, Gurken, rote Zwiebeln, Kalamata-Oliven, zerbröckelten Fetakäse und gehackte Petersilie vermischen.

2. In einer kleinen Schüssel Zitronensaft, Olivenöl, getrockneten Oregano, getrocknetes Basilikum, Salz und Pfeffer verquirlen, um das Dressing herzustellen.

3. Das Dressing über den Kichererbsensalat gießen und vermengen. Passen Sie die Würze nach Geschmack an.

4. Servieren Sie den mediterranen Kichererbsensalat gekühlt oder bei Zimmertemperatur.

Nährwertangaben (pro Portion)

- Kalorien: 300

- Eiweiß: 12g

- Fett: 15g

- Kohlenhydrate: 35g

- Ballaststoffe: 10g

Portionsgröße: 4 Portionen

Zu

NOTIZ

KAPITEL 3

Rezepte für das Abendessen

1: Gegrillter Lachs mit Quinoa und gebratenem Gemüse

Gesundheitliche Vorteile

- Reich an Omega-3-Fettsäuren aus Lachs, die entzündungshemmende Eigenschaften haben und dazu beitragen können, das Risiko eines erneuten Auftretens von Krebs zu verringern.

- Quinoa ist ein vollständiges Protein und eine gute Quelle für Ballaststoffe, Vitamine und Mineralien.

- Geröstetes Gemüse liefert eine Vielzahl von Vitaminen, Mineralien und Antioxidantien, um die allgemeine Gesundheit und Immunfunktion zu unterstützen.

Zutaten

- 4 Lachsfilets (je 4-6 Unzen)

- 1 Tasse Quinoa, abgespült

- 2 Tassen gemischtes Gemüse (z.B. Paprika, Zucchini und Brokkoli), gehackt

- 2 Esslöffel Olivenöl

- Salz und Pfeffer nach Geschmack

- Zitronenspalten zum Servieren

Art der Zubereitung

1. Den Grill auf mittlere bis hohe Hitze vorheizen.

2. Lachsfilets mit Salz, Pfeffer und einem Spritzer Olivenöl würzen.

3. Lachs auf dem Grill 4-5 Minuten pro Seite garen, oder bis er durchgegart und flockig ist.

4. In einem Topf 2 Tassen Wasser zum Kochen bringen. Quinoa hinzufügen, Hitze reduzieren, abdecken und 15 Minuten köcheln lassen, bis Quinoa weich ist und Wasser aufgesogen ist.

5. In der Zwischenzeit das gemischte Gemüse mit Olivenöl, Salz und Pfeffer vermengen. Auf einem Backblech verteilen und im Ofen bei 400°F 20-25

Minuten rösten, bis sie weich und leicht karamellisiert sind.

6. Servieren Sie gegrillten Lachs mit gekochtem Quinoa und geröstetem Gemüse. Vor dem Servieren frischen Zitronensaft über den Lachs pressen.

Nährwertangaben (pro Portion)

- Kalorien: 400

- Eiweiß: 30g

- Kohlenhydrate: 25g

- Fett: 20g

- Ballaststoffe: 5g

Portionsgröße: 1 Lachsfilet mit Quinoa und Gemüse

Zubereitungszeit: 30 Minuten

Zubereitungszeit: 10 Minuten

2: Gemüsepfanne mit Tofu

Gesundheitliche Vorteile

- Tofu ist eine pflanzliche Proteinquelle, die arm an gesättigten Fettsäuren ist und dazu beitragen kann, die Muskelgesundheit während der Krebsbehandlung zu unterstützen.

- Buntes Gemüse wie Paprika, Brokkoli und Zuckerschoten liefern eine Vielzahl von Vitaminen, Mineralien und Antioxidantien, um die Immunfunktion und die allgemeine Gesundheit zu unterstützen.

- Durch das Pfannenrühren bleiben die Nährstoffe im Gemüse erhalten, während das Gericht leicht und schmackhaft bleibt.

Zutaten

- 1 Block (14 oz) extra fester Tofu, abgetropft und gepresst

- 2 Esslöffel Sojasauce (oder Tamari für glutenfrei)

- 2 Esslöffel Reisessig

- 1 Esslöffel Sesamöl

- 2 Knoblauchzehen, gehackt

- 1 Esslöffel frischer Ingwer, gerieben

- 1 rote Paprika, in Scheiben geschnitten

- 1 gelbe Paprika, in Scheiben geschnitten

- 1 Tasse Brokkoliröschen

- 1 Tasse Zuckerschoten

- 2 Frühlingszwiebeln, in Scheiben geschnitten

- Gekochter brauner Reis oder Quinoa zum Servieren

Art der Zubereitung

1. Den gepressten Tofu in Würfel schneiden und mit Sojasauce, Reisessig, Sesamöl, gehacktem Knoblauch und geriebenem Ingwer vermengen. 10-15 Minuten marinieren lassen.

2. Eine große Pfanne oder einen Wok bei mittlerer bis hoher Hitze erhitzen. Marinierte Tofuwürfel hinzufügen und 5-7 Minuten kochen, bis sie

goldbraun und knusprig sind. Tofu aus der Pfanne nehmen und beiseite stellen.

3. In derselben Pfanne in Scheiben geschnittene Paprika, Brokkoliröschen und Zuckererbsen hinzufügen. Unter Rühren 5-6 Minuten anbraten, bis das Gemüse zart-knusprig ist.

4. Den gekochten Tofu wieder in die Pfanne geben und mit dem Gemüse vermengen. Weitere 2-3 Minuten kochen lassen.

5. Gemüsepfanne über gekochtem braunem Reis oder Quinoa servieren. Vor dem Servieren mit in Scheiben geschnittenen Frühlingszwiebeln garnieren.

Nährwertangaben (pro Portion)

- Kalorien: 300

- Eiweiß: 20g

- Kohlenhydrate: 25g

- Fett: 12g

- Ballaststoffe: 8g

Portionsgröße: 1 Tasse Pfannengerichte mit Tofu, serviert mit 1/2 Tasse gekochtem braunem Reis oder Quinoa

Zubereitungszeit: 20 Minuten

Zubereitungszeit: 15 Minuten

3: Gebratene Hähnchenbrust mit Süßkartoffeln und Spargel

Gesundheitliche Vorteile

- Hähnchenbrust ist eine magere Proteinquelle, die essentielle Aminosäuren für die Muskelreparatur und die Immunfunktion liefert.

- Süßkartoffeln sind reich an Vitaminen, Mineralien und Ballaststoffen und haben einen niedrigen glykämischen Index, um den Blutzuckerspiegel zu stabilisieren.

- Spargel ist eine gute Quelle für Folsäure, Vitamin K und Antioxidantien, die helfen können, Entzündungen zu reduzieren und die allgemeine Gesundheit zu unterstützen.

Zutaten

- 4 Hähnchenbrüste ohne Knochen und Haut

- 2 Süßkartoffeln, geschält und in Würfel geschnitten

- 1 Bund Spargel, geputzt

- 2 Esslöffel Olivenöl

- 2 Knoblauchzehen, gehackt

- 1 Teelöffel getrockneter Thymian

- Salz und Pfeffer nach Geschmack

- Frische Petersilie zum Garnieren

Art der Zubereitung

1. Den Ofen auf 200°C (400°F) vorheizen.

2. Hähnchenbrust auf ein mit Backpapier ausgelegtes Backblech legen. Mit gehacktem Knoblauch, getrocknetem Thymian, Salz und Pfeffer würzen. Mit Olivenöl beträufeln.

3. In einer separaten Auflaufform die gewürfelten Süßkartoffeln und den geputzten Spargel mit Olivenöl, Salz und Pfeffer schwenken.

4. Beide Backbleche in den Ofen schieben und 25-30 Minuten braten, bis das Hähnchen gar und das Gemüse weich ist.

5. Gebratene Hähnchenbrust mit Süßkartoffeln und Spargel servieren. Vor dem Servieren mit frischer Petersilie garnieren.

Nährwertangaben (pro Portion)

- Kalorien: 350

- Eiweiß: 30g

- Kohlenhydrate: 25g

- Fett: 12g

- Ballaststoffe: 6g

Portionsgröße: 1 gebratene Hähnchenbrust mit Süßkartoffeln und Spargel

Zubereitungszeit: 30 Minuten

Zubereitungszeit: 15 Minuten

4: Quinoa und Gemüse gefüllte Paprika

Gesundheitliche Vorteile

- Quinoa ist ein vollständiges Protein, reich an Ballaststoffen und enthält essentielle Vitamine und Mineralien wie Eisen und Magnesium.

- Paprika ist reich an Vitamin C, Antioxidantien und Ballaststoffen, die die Immunfunktion und die allgemeine Gesundheit unterstützen können.

- Dieses Gericht ist arm an gesättigten Fettsäuren und Cholesterin, wodurch es herzgesund ist und sich für die Aufrechterhaltung eines gesunden Gewichts während der Brustkrebsbehandlung eignet.

Zutaten

- 4 große Paprikaschoten, beliebig farbig

- 1 Tasse Quinoa, abgespült

- 2 Tassen Gemüsebrühe oder Wasser

- 1 Esslöffel Olivenöl

- 1 Zwiebel, gewürfelt

- 2 Knoblauchzehen, gehackt

- 1 Zucchini, gewürfelt

- 1 gelber Kürbis, gewürfelt

- 1 Tasse Kirschtomaten, halbiert

- 1 Teelöffel getrockneter Oregano

- 1 Teelöffel getrocknetes Basilikum

- Salz und Pfeffer nach Geschmack

- 1/2 Tasse geriebener Mozzarella (optional)

Art der Zubereitung

1. Den Ofen auf 190°C (375°F) vorheizen.

2. Die Paprika von den Spitzen abschneiden und die Kerne und Häute entfernen. In eine Auflaufform geben und beiseite stellen.

3. In einem Topf Quinoa und Gemüsebrühe vermischen. Zum Kochen bringen, dann die Hitze reduzieren, abdecken und 15 Minuten köcheln lassen, bis Quinoa gekocht ist und Flüssigkeit aufgesogen ist.

4. In einer großen Pfanne Olivenöl bei mittlerer Hitze erhitzen. Die gewürfelte Zwiebel und den Knoblauch

dazugeben und ca. 3-4 Minuten anbraten, bis sie weich sind.

5. Zucchiniwürfel, gelben Kürbis und Kirschtomaten in die Pfanne geben. Weitere 5-6 Minuten kochen lassen, bis das Gemüse weich ist.

6. Gekochten Quinoa mit dem Gemüse in die Pfanne rühren. Mit getrocknetem Oregano, getrocknetem Basilikum, Salz und Pfeffer würzen und gut vermischen.

7. Die Quinoa-Gemüse-Mischung in die ausgehöhlten Paprikaschoten geben, bis sie bis zum Rand gefüllt sind. Nach Belieben jede gefüllte Paprika mit geriebenem Mozzarella bestreuen.

8. Die Auflaufform mit Folie abdecken und im vorgeheizten Backofen 25-30 Minuten backen, oder bis die Paprika weich sind und die Füllung durcherhitzt ist.

9. Aus dem Ofen nehmen und vor dem Servieren etwas abkühlen lassen.

Nährwertangaben (pro Portion ohne Käse)

- Kalorien: 250

- Eiweiß: 7g

- Kohlenhydrate: 45g

- Fett: 5g

- Ballaststoffe: 8g

Portionsgröße: 1 gefüllte Paprika

Zubereitungszeit: 45 Minuten

Zubereitungszeit: 20 Minuten

5: Ingwer-Kurkuma-Hühnersuppe

Gesundheitliche Vorteile

- Ingwer und Kurkuma sind starke entzündungshemmende Inhaltsstoffe, die helfen können, Entzündungen zu reduzieren und behandlungsbedingte Nebenwirkungen wie Übelkeit und Schmerzen zu lindern.

- Huhn liefert mageres Protein, das für die Muskelreparatur und die Immunfunktion während der Brustkrebsbehandlung unerlässlich ist.

- Gemüse wie Karotten, Sellerie und Zwiebeln sind reich an Vitaminen, Mineralien und Antioxidantien und unterstützen die allgemeine Gesundheit und Immunfunktion.

Zutaten

- 1 Esslöffel Olivenöl

- 1 Zwiebel, gewürfelt

- 2 Knoblauchzehen, gehackt

- 1 Esslöffel frischer Ingwer, gerieben

- 1 Teelöffel gemahlener Kurkuma

- 4 Tassen natriumarme Hühnerbrühe

- 2 Tassen gekochte Hähnchenbrust, zerkleinert

- 2 Karotten, in Scheiben geschnitten

- 2 Stangensellerie, in Scheiben geschnitten

- 1 Tasse Blattspinat

- Salz und Pfeffer nach Geschmack

- Frischer Koriander zum Garnieren (optional)

Art der Zubereitung

1. Olivenöl in einem großen Topf bei mittlerer Hitze erhitzen. Die gewürfelte Zwiebel und den gehackten Knoblauch hinzufügen und ca. 3-4 Minuten anbraten, bis sie weich sind.

2. Geriebenen Ingwer und gemahlenen Kurkuma unterrühren und weitere 1-2 Minuten kochen lassen, bis sie duften.

3. Hühnerbrühe in den Topf geben und zum Köcheln bringen.

4. Gekochte Hähnchenbrust, in Scheiben geschnittene Karotten und in Scheiben geschnittenen Sellerie in den Topf geben. 10-15 Minuten köcheln lassen, bis das Gemüse weich ist.

5. Den Blattspinat unterrühren und weitere 2-3 Minuten kochen lassen, bis er zusammenfällt.

6. Mit Salz und Pfeffer abschmecken.

7. Suppe in Schüsseln füllen und vor dem Servieren mit frischem Koriander garnieren.

Nährwertangaben (pro Portion)

- Kalorien: 200

- Eiweiß: 20g

- Kohlenhydrate: 10g

- Fett: 8g

- Ballaststoffe: 3g

Portionsgröße: 1,5 Tassen Suppe

Zubereitungszeit: 25 Minuten

Zubereitungszeit: 15 Minuten

6: Beeren-Spinat-Salat mit gegrilltem Hähnchen

Gesundheitliche Vorteile

- Beeren wie Erdbeeren, Heidelbeeren und Himbeeren sind reich an Antioxidantien, Vitaminen und Ballaststoffen, die die Immunfunktion und die allgemeine Gesundheit während der Brustkrebsbehandlung unterstützen.

- Spinat ist vollgepackt mit Eisen, Kalzium und Vitamin K, die für die Erhaltung der Knochengesundheit und die Unterstützung der Blutzellenproduktion wichtig sind.

- Gegrillte Hähnchenbrust liefert mageres Eiweiß und essentielle Aminosäuren, die für die Muskelreparatur und die Immunfunktion notwendig sind.

Zutaten

- 2 Hähnchenbrust ohne Knochen und Haut

- 4 Tassen Baby-Spinatblätter

- 1 Tasse gemischte Beeren (z. B. Erdbeeren, Heidelbeeren und Himbeeren)

- 1/4 Tasse gehobelte Mandeln

- 2 Esslöffel Balsamico-Essig

- 1 Esslöffel Olivenöl

- 1 Teelöffel Honig

- Salz und Pfeffer nach Geschmack

Art der Zubereitung

1. Den Grill auf mittlere bis hohe Hitze vorheizen.

2. Hähnchenbrust mit Salz und Pfeffer würzen, dann 5-6 Minuten pro Seite grillen, oder bis sie gar und in der Mitte nicht mehr rosa ist. Vor dem Schneiden 5 Minuten ruhen lassen.

3. In einer großen Schüssel Babyspinatblätter, gemischte Beeren und gehobelte Mandeln vermischen.

4. In einer kleinen Schüssel Balsamico-Essig, Olivenöl, Honig, Salz und Pfeffer verquirlen, um das Dressing herzustellen.

5. Mit dem Dressing beträufeln und gleichmäßig bestreichen.

6. Den Salat auf Teller verteilen und mit in Scheiben geschnittener gegrillter Hähnchenbrust belegen.

Nährwertangaben (pro Portion)

- Kalorien: 300

- Eiweiß: 25g

- Kohlenhydrate: 20g

- Fett: 12g

- Ballaststoffe: 6g

Portionsgröße: 1 gegrillte Hähnchenbrust mit Salat

Zubereitungszeit: 15 Minuten

Zubereitungszeit: 10 Minuten

7: Tacos mit schwarzen Bohnen und Gemüse

Gesundheitliche Vorteile

- Schwarze Bohnen sind reich an Proteinen und Ballaststoffen, die dazu beitragen können, den Blutzuckerspiegel zu stabilisieren und die Verdauungsgesundheit während der Brustkrebsbehandlung zu unterstützen.

- Buntes Gemüse wie Paprika, Zwiebeln und Tomaten liefern wichtige Vitamine, Mineralien und Antioxidantien, um die Immunfunktion und die allgemeine Gesundheit zu unterstützen.

- Maistortillas sind eine gute Quelle für komplexe Kohlenhydrate und können für Personen, die während der Behandlung Verdauungsprobleme haben, leichter verdaulich sein als Mehltortillas.

Zutaten

- 1 Dose (15 oz) schwarze Bohnen, abgetropft und abgespült

- 1 rote Paprika, in Scheiben geschnitten

- 1 gelbe Paprika, in Scheiben geschnitten

- 1 Zwiebel, in Scheiben geschnitten

- 1 Tasse Kirschtomaten, halbiert

- 2 Knoblauchzehen, gehackt

- 1 Teelöffel gemahlener Kreuzkümmel

- 1 Teelöffel Chilipulver

- Salz und Pfeffer nach Geschmack

- 8 Mais-Tortillas

- Optionale Toppings: Avocadoscheiben, Salsa, Koriander, Limettenspalten

Art der Zubereitung

1. Olivenöl in einer großen Pfanne bei mittlerer Hitze erhitzen. In Scheiben geschnittene Zwiebel und gehackten Knoblauch hinzufügen und ca. 3-4 Minuten anbraten, bis sie weich sind.

2. Die in Scheiben geschnittene Paprika in die Pfanne geben und weitere 5-6 Minuten kochen, bis die Paprika zart-knusprig ist.

3. Schwarze Bohnen, Kirschtomaten, gemahlenen Kreuzkümmel, Chilipulver, Salz und Pfeffer unterrühren. Weitere 2-3 Minuten kochen lassen.

4. In der Zwischenzeit Maistortillas in einer trockenen Pfanne oder über offener Flamme erhitzen, bis sie warm und leicht geröstet sind.

5. Eine Mischung aus schwarzen Bohnen und Gemüse auf warme Maistortillas geben. Mit Avocadoscheiben, Salsa, Koriander und nach Belieben einem Spritzer Limettensaft garnieren.

6. Servieren Sie Tacos mit schwarzen Bohnen und Gemüse sofort.

Nährwertangaben (pro Portion)

- Kalorien: 250

- Eiweiß: 8g

- Kohlenhydrate: 45g

- Fett: 5g

- Ballaststoffe: 10g

Portionsgröße: 2 Tacos

Zubereitungszeit: 20 Minuten

Zubereitungszeit: 15 Minuten

8: Gebackener Lachs mit Zitronen-Dill-Sauce

Gesundheitliche Vorteile

- Lachs ist reich an Omega-3-Fettsäuren, die entzündungshemmende Eigenschaften haben und dazu beitragen können, Entzündungen im Zusammenhang mit Brustkrebs zu reduzieren.

- Frischer Dill ist eine gute Quelle für Antioxidantien und kann helfen, die Verdauung zu unterstützen und Blähungen zu reduzieren, häufige Nebenwirkungen der Krebsbehandlung.

- Zitrone liefert Vitamin C und verleiht dem Gericht einen erfrischenden Geschmack.

Zutaten

- 4 Lachsfilets (je 4-6 Unzen)

- 2 Esslöffel Olivenöl

- Salz und Pfeffer nach Geschmack

- 1 Zitrone, in Scheiben geschnitten

- 2 EL frischer Dill, gehackt

- 1/4 Tasse griechischer Naturjoghurt

- 1 Esslöffel Zitronensaft

- 1 Teelöffel Dijon-Senf

- 1 Teelöffel Honig

Art der Zubereitung

1. Den Ofen auf 190°C (375°F) vorheizen.

2. Lachsfilets auf ein mit Backpapier ausgelegtes Backblech legen. Mit Olivenöl beträufeln und mit Salz und Pfeffer würzen.

3. Jedes Lachsfilet mit Zitronenscheiben und gehacktem frischem Dill belegen.

4. Im vorgeheizten Ofen 12-15 Minuten backen, bis der Lachs gar ist und sich leicht mit einer Gabel flockt.

5. Während der Lachs backt, die Zitronen-Dill-Sauce zubereiten. In einer kleinen Schüssel griechischen Joghurt, Zitronensaft, Dijon-Senf und Honig glatt rühren.

6. Gebackenen Lachs mit Zitronen-Dill-Sauce servieren.

Nährwertangaben (pro Portion)

- Kalorien: 300

- Eiweiß: 30g

- Kohlenhydrate: 3g

- Fett: 18g

- Ballaststoffe: 1g

Portionsgröße: 1 Lachsfilet mit Sauce

Zubereitungszeit: 15 Minuten

Zubereitungszeit: 10 Minuten

9: Mit Quinoa und schwarzen Bohnen gefüllte Portobello-Pilze

Gesundheitliche Vorteile

- Portobello-Pilze sind eine gute Quelle für Antioxidantien und können helfen, die Immunfunktion zu unterstützen und Entzündungen während der Brustkrebsbehandlung zu reduzieren.

- Quinoa und schwarze Bohnen liefern pflanzliche Proteine und Ballaststoffe, unterstützen die Gesundheit der Verdauung und liefern nachhaltige Energie.

- Dieses Gericht ist arm an gesättigten Fettsäuren und Cholesterin und kann helfen, die Herzgesundheit und das Gewichtsmanagement während der Behandlung zu unterstützen.

Zutaten

- 4 große Portobello-Pilze, Stiele entfernt

- 1 Tasse gekochter Quinoa

- 1 Tasse schwarze Bohnen aus der Dose, abgetropft und abgespült

- 1 rote Paprika, gewürfelt

- 1/2 Tasse gewürfelte Zwiebel

- 2 Knoblauchzehen, gehackt

- 1 Teelöffel gemahlener Kreuzkümmel

- 1 Teelöffel Chilipulver

- Salz und Pfeffer nach Geschmack

- 1/2 Tasse geriebener Mozzarella (optional)

- Frischer Koriander zum Garnieren (optional)

Art der Zubereitung

1. Den Ofen auf 190°C (375°F) vorheizen.

2. Portobello-Pilze mit der Kiemenseite nach oben auf ein mit Backpapier ausgelegtes Backblech legen.

3. In einer großen Pfanne Olivenöl bei mittlerer Hitze erhitzen. Die gewürfelte Zwiebel und den gehackten Knoblauch hinzufügen und ca. 3-4 Minuten anbraten, bis sie weich sind.

4. Die gewürfelte rote Paprika in die Pfanne geben und weitere 3-4 Minuten kochen lassen, bis sie weich sind.

5. Gekochten Quinoa, schwarze Bohnen, gemahlenen Kreuzkümmel, Chilipulver, Salz und Pfeffer unterrühren. Weitere 2-3 Minuten kochen lassen.

6. Quinoa und schwarze Bohnenmischung in die ausgehöhlten Portobello-Pilze geben. Wenn Sie möchten, streuen Sie geriebenen Mozzarella-Käse auf jeden gefüllten Pilz.

7. Im vorgeheizten Ofen 15-20 Minuten backen, bis die Pilze weich sind und die Füllung durchgewärmt ist.

8. Vor dem Servieren mit frischem Koriander
garnieren.

Nährwertangaben (pro Portion)

- Kalorien: 250

- Eiweiß: 12g

- Kohlenhydrate: 30g

- Fett: 10g

- Ballaststoffe: 8g

Portionsgröße: 1 gefüllter Portobello-Pilz

Zubereitungszeit: 25 Minuten

Zubereitungszeit: 20 Minuten

KAPITEL 4

Snacks und Vorspeisen

1. Beeren-Spinat-Smoothie

Gesundheitliche Vorteile

Dieser Smoothie ist vollgepackt mit Antioxidantien, Vitaminen und Mineralien aus den Beeren und dem Spinat, die dazu beitragen können, Entzündungen zu reduzieren und die Immunfunktion während der Brustkrebsbehandlung zu unterstützen.

Zutaten

- 1 Tasse gemischte Beeren (z. B. Erdbeeren, Heidelbeeren und Himbeeren)

- 1 Tasse frischer Blattspinat

- 1/2 Banane

- 1/2 Tasse griechischer Joghurt

- 1/2 Tasse Mandelmilch

- 1 Esslöffel Honig (optional)

Art der Zubereitung

1. In einem Mixer die gemischten Beeren, den Spinat, die Banane, den griechischen Joghurt, die Mandelmilch und den Honig (falls verwendet) vermischen.

2. Mixen, bis eine glatte und cremige Masse entsteht.

3. In Gläser füllen und sofort servieren.

Nährwertangaben

- Kalorien: 150

- Eiweiß: 8g

- Fett: 3g

- Kohlenhydrate: 25g

- Ballaststoffe: 5g

Portionsgröße: 1 Smoothie

Zubereitungszeit: 5 Minuten

2. Avocado-Tomaten-Bruschetta

Gesundheitliche Vorteile

Avocado ist reich an gesunden Fetten und Ballaststoffen, während Tomaten Antioxidantien wie Lycopin liefern, die beide die Herzgesundheit und die Immunfunktion unterstützen.

Zutaten

- 1 reife Avocado, püriert

- 1 Tasse Kirschtomaten, gewürfelt

- 1 EL rote Zwiebel, fein gehackt

- 1 Esslöffel frisches Basilikum, gehackt

- 1 Esslöffel natives Olivenöl extra

- 1 Esslöffel Balsamico-Essig

- Salz und Pfeffer nach Geschmack

- Vollkornbaguette, in Scheiben geschnitten und geröstet

Art der Zubereitung

1. In einer Schüssel die zerdrückte Avocado, die gewürfelten Tomaten, die rote Zwiebel, das Basilikum, das Olivenöl, den Balsamico-Essig, Salz und den Pfeffer vermischen.

2. Mixen, bis alles gut vermischt ist.

3. Die Avocado-Tomaten-Mischung auf die gerösteten Baguettescheiben geben.

4. Sofort servieren.

Nährwertangaben

- Kalorien: 120

- Eiweiß: 3g

- Fett: 7g

- Kohlenhydrate: 12g

- Ballaststoffe: 4g

Portionsgröße: 2 Stück Bruschetta

Zubereitungszeit: 10 Minuten

Zubereitungszeit: 5 Minuten

3. Griechischer Joghurt und Veggie-Dip

Gesundheitliche Vorteile

Griechischer Joghurt liefert Eiweiß und Probiotika, während Gemüse wie Karotten und Paprika reich an Vitaminen und Antioxidantien sind, was diesen Dip sowohl nahrhaft als auch lecker macht.

Zutaten

- 1 Tasse griechischer Joghurt

- 1/2 Tasse geriebene Karotten

- 1/2 Tasse gewürfelte Paprika (verschiedene Farben)

- 1 EL frische Petersilie, gehackt

- 1 Esslöffel Zitronensaft

- 1/2 Teelöffel Knoblauchpulver

- Salz und Pfeffer nach Geschmack

Art der Zubereitung

1. In einer Schüssel den griechischen Joghurt, die geriebenen Karotten, die gewürfelte Paprika, die

Petersilie, den Zitronensaft, das Knoblauchpulver, das Salz und den Pfeffer vermischen.

2. Mixen, bis alles gut vermischt ist.

3. Mindestens 30 Minuten im Kühlschrank kalt stellen, damit sich die Aromen vermischen können.

4. Mit geschnittenem Gemüse oder Vollkorncrackern servieren.

Nährwertangaben

- Kalorien: 80

- Eiweiß: 7g

- Fett: 1g

- Kohlenhydrate: 10g

- Ballaststoffe: 2g

Portionsgröße: 2 Esslöffel Dip

Zubereitungszeit: 10 Minuten

4. Quinoa-Schwarze-Bohnen-Salat

Gesundheitliche Vorteile

Quinoa ist ein vollständiges Protein und eine gute Quelle für Ballaststoffe, während schwarze Bohnen Proteine, Ballaststoffe und Antioxidantien liefern. Dieser Salat ist nährstoffreich und kann helfen, das Energieniveau während der Brustkrebsbehandlung zu unterstützen.

Zutaten

- 1 Tasse gekochter Quinoa

- 1 Tasse schwarze Bohnen, abgetropft und abgespült

- 1/2 Tasse Kirschtomaten, halbiert

- 1/4 Tasse rote Zwiebel, fein gehackt

- 1/4 Tasse frischer Koriander, gehackt

- 1 Esslöffel Limettensaft

- 1 Esslöffel natives Olivenöl extra

- Salz und Pfeffer nach Geschmack

Art der Zubereitung

1. In einer großen Schüssel den gekochten Quinoa, die schwarzen Bohnen, die Kirschtomaten, die rote Zwiebel und den Koriander vermischen.

2. Mit Limettensaft und Olivenöl beträufeln.

3. Mit Salz und Pfeffer abschmecken.

4. Wenden, bis alles gut vermischt ist.

5. Vor dem Servieren mindestens 30 Minuten im Kühlschrank kalt stellen.

Nährwertangaben

- Kalorien: 180

- Eiweiß: 8g

- Fett: 4g

- Kohlenhydrate: 30g

- Ballaststoffe: 7g

Portionsgröße: 1 Tasse Salat

Zubereitungszeit: 15 Minuten

Kochzeit: 15 Minuten (für Quinoa)

5. Gebackene Süßkartoffelchips

Gesundheitliche Vorteile

Süßkartoffeln sind reich an Vitaminen, Mineralien und Ballaststoffen, während Olivenöl gesunde Fette liefert. Wenn Sie diese Chips backen, anstatt sie zu frittieren, wird die Menge an zugesetztem Fett reduziert, was sie zu einer gesünderen Alternative zu herkömmlichen Kartoffelchips macht.

Zutaten

- 2 mittelgroße Süßkartoffeln, in dünne Scheiben geschnitten

- 1 Esslöffel natives Olivenöl extra

- 1/2 Teelöffel geräucherter Paprika

- 1/2 Teelöffel Knoblauchpulver

- Salz nach Geschmack

Art der Zubereitung

1. Den Ofen auf 190°C (375°F) vorheizen.

2. In einer großen Schüssel die Süßkartoffelscheiben mit Olivenöl, geräuchertem Paprikapulver,

Knoblauchpulver und Salz vermengen, bis sie gleichmäßig bedeckt sind.

3. Die Süßkartoffelscheiben in einer Schicht auf ein mit Backpapier ausgelegtes Backblech legen.

4. 15-20 Minuten backen, bis die Pommes frites knusprig und goldbraun sind, nach der Hälfte der Zeit wenden.

5. Aus dem Ofen nehmen und vor dem Servieren abkühlen lassen.

Nährwertangaben

- Kalorien: 120

- Eiweiß: 2g

- Fett: 4g

- Kohlenhydrate: 20g

- Ballaststoffe: 3g

Portionsgröße: 1 Portion (ca. 10 Chips)

Zubereitungszeit: 10 Minuten

Zubereitungszeit: 15-20 Minuten

6. Kurkuma geröstete Kichererbsen

Gesundheitliche Vorteile

Kichererbsen sind reich an Proteinen und Ballaststoffen, während Kurkuma Curcumin enthält, eine Verbindung mit starken entzündungshemmenden Eigenschaften. Diese gerösteten Kichererbsen sind ein knuspriger und sättigender Snack, der helfen kann, Entzündungen zu reduzieren und die Immunfunktion zu unterstützen.

Zutaten

- 1 Dose (15 Unzen) Kichererbsen, abgetropft, abgespült und trocken getupft

- 1 Esslöffel Olivenöl

- 1 Teelöffel gemahlener Kurkuma

- 1/2 Teelöffel gemahlener Kreuzkümmel

- 1/2 Teelöffel Paprika

- Salz nach Geschmack

Art der Zubereitung

1. Den Ofen auf 200°C (400°F) vorheizen.

2. In einer Schüssel die Kichererbsen mit Olivenöl, gemahlenem Kurkuma, gemahlenem Kreuzkümmel, Paprika und Salz vermengen, bis sie gleichmäßig bedeckt sind.

3. Die Kichererbsen in einer Schicht auf einem mit Backpapier ausgelegten Backblech verteilen.

4. Nach der Hälfte der Zeit 20-25 Minuten backen, bis die Kichererbsen knusprig und goldbraun sind.

5. Aus dem Ofen nehmen und vor dem Servieren abkühlen lassen.

Nährwertangaben

- Kalorien: 120

- Eiweiß: 5g

- Fett: 4g

- Kohlenhydrate: 16g

- Ballaststoffe: 5g

Portionsgröße: 1/4 Tasse

Zubereitungszeit: 5 Minuten

Kochzeit: 20-25 Minuten

7. Rote Bete und Ziegenkäse Crostini

Gesundheitliche Vorteile

Rote Bete ist reich an Antioxidantien und entzündungshemmenden Verbindungen, während Ziegenkäse Eiweiß und gesunde Fette liefert. Diese farbenfrohen und schmackhaften Crostini sind eine nährstoffreiche Vorspeise, die die Herzgesundheit und die Immunfunktion unterstützt.

Zutaten

- 1 kleine Rote Bete, geröstet, geschält und in dünne Scheiben geschnitten

- 4 Unzen Ziegenkäse

- 1 Esslöffel Honig

- 1 Esslöffel Balsamico-Essig

- 1 französisches Baguette, in Scheiben geschnitten und geröstet

- Frische Thymianblätter zum Garnieren

- Salz und Pfeffer nach Geschmack

Art der Zubereitung

1. In einer kleinen Schüssel Honig und Balsamico-Essig gut verrühren.

2. Die gerösteten Baguettescheiben mit Ziegenkäse bestreichen.

3. Jede Scheibe mit einer gerösteten Rote-Bete-Scheibe belegen.

4. Mit der Honig-Balsamico-Mischung beträufeln.

5. Mit frischen Thymianblättern garnieren und mit Salz und Pfeffer abschmecken.

6. Sofort servieren.

Nährwertangaben

- Kalorien: 90

- Eiweiß: 4g

- Fett: 3g

- Kohlenhydrate: 12g

- Ballaststoffe: 1g

Portionsgröße: 2 Stück Crostini

Zubereitungszeit: 10 Minuten

Kochzeit: 40 Minuten (zum Rösten von Rote Bete)

8. Mandelbutter und Bananen-Reiswaffeln

Gesundheitliche Vorteile

Mandelmus ist eine gute Quelle für gesunde Fette und Proteine, während Bananen Vitamine, Mineralien und natürliche Süße liefern. Diese Reiswaffeln sind ein sättigender und nahrhafter Snack, der dazu beitragen kann, den Blutzuckerspiegel zu stabilisieren und anhaltende Energie zu liefern.

Zutaten

- 2 Reiswaffeln
- 2 Esslöffel Mandelmus
- 1 kleine Banane, in dünne Scheiben geschnitten
- 1 Esslöffel Honig (optional)
- Zimt zum Garnieren (optional)

Art der Zubereitung

1. Mandelmus gleichmäßig auf jedem Reiskuchen verteilen.

2. Mit einer in Scheiben geschnittenen Banane belegen.

3. Mit Honig beträufeln (falls verwenden) und mit Zimt bestreuen (falls gewünscht).

4. Sofort servieren.

Nährwertangaben

- Kalorien: 180

- Eiweiß: 5g

- Fett: 8g

- Kohlenhydrate: 24g

- Ballaststoffe: 3g

Portionsgröße: 2 Reiswaffeln

Zubereitungszeit: 5 Minuten

9. Mediterrane Hummus-Platte

Gesundheitliche Vorteile

Hummus wird aus Kichererbsen hergestellt, die reich an Proteinen und Ballaststoffen sind, während das Gemüse Vitamine, Mineralien und Antioxidantien liefert. Diese mediterran inspirierte Hummus-Platte ist ein nahrhafter und sättigender Snack, der die allgemeine Gesundheit und das Wohlbefinden unterstützt.

Zutaten

- 1 Tasse Hummus

- Verschiedene Gemüsesorten zum Dippen (z. B. Karotten, Gurken, Paprika und Kirschtomaten)

- Vollkorn-Fladenbrot, in Scheiben geschnitten

- Kalamata-Oliven

- Fetakäse, zerbröckelt

- Frische Kräuter zum Garnieren (z.B. Petersilie und Minze)

Art der Zubereitung

1. Hummus auf einer Servierplatte verteilen.

2. Das Gemüse, die Fladenbrotscheiben, die Oliven und den Fetakäse um den Hummus herum anrichten.

3. Mit frischen Kräutern garnieren.

4. Sofort servieren.

Nährwertangaben

- Kalorien: 200

- Eiweiß: 8g

- Fett: 10g

- Kohlenhydrate: 20g

- Ballaststoffe: 6g

Portionsgröße: 1/2 Tasse Hummus mit verschiedenem Gemüse und Fladenbrot

Zubereitungszeit: 10 Minuten

10. Mango-Avocado-Salsa

Gesundheitliche Vorteile

Mangos sind reich an Vitamin A und C, während Avocados gesunde Fette und Ballaststoffe liefern. Diese erfrischende Salsa ist vollgepackt mit Nährstoffen und Antioxidantien, was sie zu einem köstlichen und nahrhaften Snack für Brustkrebspatientinnen macht.

Zutaten

- 1 reife Mango, gewürfelt

- 1 reife Avocado, gewürfelt

- 1/4 Tasse rote Zwiebel, fein gehackt

- 1/4 Tasse frischer Koriander, gehackt

- 1 Jalapeno-Paprika, entkernt und fein gehackt (optional)

- Saft von 1 Limette

- Salz und Pfeffer nach Geschmack

Art der Zubereitung

1. In einer Schüssel die gewürfelte Mango, die gewürfelte Avocado, die rote Zwiebel, den Koriander und die Jalapeno-Paprika (falls verwendet) vermischen.

2. Mit Limettensaft beträufeln und mit Salz und Pfeffer abschmecken.

3. Vorsichtig schwenken, bis alles gut vermischt ist.

4. Sofort servieren oder bis zum Servieren in den Kühlschrank stellen.

Nährwertangaben

- Kalorien: 120

- Eiweiß: 2g

- Fett: 7g

- Kohlenhydrate: 15g

- Ballaststoffe: 5g

Portionsgröße: 1/2 Tasse

Zubereitungszeit: 10 Minuten

KAPITEL 5

Desserts

1: Beeren-Chiasamen-Pudding

Gesundheitliche Vorteile

- Reich an Antioxidantien aus Beeren, die helfen können, Entzündungen zu reduzieren und vor Krebs zu schützen.

- Reich an Ballaststoffen aus Chiasamen, die die Gesundheit der Verdauung unterstützen und bei der Gewichtskontrolle helfen können.

Zutaten

- 1/4 Tasse Chiasamen

- 1 Tasse ungesüßte Mandelmilch

- 1 Esslöffel Ahornsirup (optional)

- 1/2 Tasse gemischte Beeren (z.B. Erdbeeren, Heidelbeeren, Himbeeren)

Art der Zubereitung

1. In einer Schüssel Chiasamen und Mandelmilch vermischen. Nach Belieben Ahornsirup hinzufügen.

2. Lassen Sie die Mischung 10 Minuten stehen und rühren Sie dann erneut um, um ein Verklumpen zu vermeiden.

3. Die Schüssel abdecken und für mindestens 4 Stunden oder über Nacht in den Kühlschrank stellen.

4. Vor dem Servieren den Chia-Pudding mit gemischten Beeren in Serviergläser oder Schüsseln schichten.

Nährwertangaben

- Kalorien: 120

- Fett: 5g

- Kohlenhydrate insgesamt: 15g

- Ballaststoffe: 8g

- Eiweiß: 4g

Portionsgröße: 2 Portionen

Zubereitungszeit: 5 Minuten

Kochzeit: 4 Stunden bis zum Abkühlen über Nacht

2: Avocado-Schokoladenmousse

Gesundheitliche Vorteile

- Avocado liefert gesunde Fette und Antioxidantien, die die Herzgesundheit unterstützen und Entzündungen reduzieren können.

- Kakaopulver ist reich an Flavonoiden, Verbindungen mit potenziell krebshemmenden Eigenschaften.

Zutaten

- 1 reife Avocado

- 2 Esslöffel Kakaopulver

- 2 Esslöffel Honig oder Ahornsirup

- 1/2 Teelöffel Vanilleextrakt

- Prise Salz

Art der Zubereitung

1. Das Fruchtfleisch der Avocado in einen Mixer oder eine Küchenmaschine geben.

2. Kakaopulver, Honig oder Ahornsirup, Vanilleextrakt und eine Prise Salz hinzufügen.

3. Mixen, bis alles glatt und cremig ist, dabei die Seiten nach Bedarf abkratzen.

4. Die Mousse in Servierschalen geben und vor dem Servieren mindestens 30 Minuten in den Kühlschrank stellen.

Nährwertangaben

- Kalorien: 180

- Fett: 10g

- Kohlenhydrate insgesamt: 20g

- Ballaststoffe: 7g

- Eiweiß: 3g

Portionsgröße: 2 Portionen

Zubereitungszeit: 10 Minuten

Kochzeit: 30 Minuten abkühlen

3: Bratäpfel mit Zimt

Gesundheitliche Vorteile

- Äpfel sind eine gute Quelle für Ballaststoffe und Vitamin C, die die Gesundheit der Verdauung und die Immunfunktion unterstützen.

- Zimt enthält Antioxidantien und kann helfen, den Blutzuckerspiegel zu regulieren.

Zutaten

- 2 große Äpfel, entkernt und halbiert

- 1 Esslöffel Zitronensaft

- 1 Teelöffel Zimt

- 1 Esslöffel Honig oder Ahornsirup (optional)

- 2 Esslöffel gehackte Walnüsse (optional)

Art der Zubereitung

1. Den Ofen auf 190°C (375°F) vorheizen.

2. Die Apfelhälften in eine Auflaufform geben und mit Zitronensaft beträufeln.

3. Die Äpfel mit Zimt bestreuen und nach Belieben mit Honig oder Ahornsirup beträufeln.

4. 20-25 Minuten backen, bis die Äpfel weich sind.

5. Warm servieren und nach Belieben mit gehackten Walnüssen belegen.

Nährwertangaben

- Kalorien: 80

- Fett: 1g

- Kohlenhydrate insgesamt: 20g

- Ballaststoffe: 4g

- Eiweiß: 1g

Portionsgröße: 4 Portionen

Zubereitungszeit: 5 Minuten

Zubereitungszeit: 25 Minuten

4: Griechisches Joghurtparfait mit Müsli und Beeren

Gesundheitliche Vorteile

- Griechischer Joghurt ist reich an Proteinen und Probiotika, die die Darmgesundheit und die Immunfunktion unterstützen.

- Beeren liefern Antioxidantien und Ballaststoffe, die helfen können, Entzündungen zu reduzieren und die Verdauungsgesundheit zu unterstützen.

Zutaten

- 1 Tasse griechischer Naturjoghurt

- 1/4 Tasse Müsli

- 1/2 Tasse gemischte Beeren (z.B. Erdbeeren, Heidelbeeren, Himbeeren)

- 1 Esslöffel Honig oder Ahornsirup (optional)

Art der Zubereitung

1. In einem Servierglas oder einer Schüssel griechischen Joghurt, Müsli und gemischte Beeren schichten.

2. Nach Belieben mit Honig oder Ahornsirup beträufeln.

3. Wiederholen Sie die Schichten, bis alle Zutaten aufgebraucht sind.

4. Sofort servieren oder bis zum Verzehr in den Kühlschrank stellen.

Nährwertangaben

- Kalorien: 250

- Fett: 5g

- Kohlenhydrate insgesamt: 35g

- Ballaststoffe: 6g

- Eiweiß: 18g

Portionsgröße: 1 Portion

Zubereitungszeit: 5 Minuten

5: Kokos-Mango-Sorbet

Gesundheitliche Vorteile

- Mangos sind reich an Vitamin A und C, die die Immunfunktion und die Gesundheit der Haut unterstützen.

- Kokosmilch liefert gesunde Fette und kann helfen, Entzündungen zu reduzieren.

Zutaten

- 2 reife Mangos, geschält und gewürfelt

- 1/2 Tasse Kokosmilch

- 2 Esslöffel Honig oder Ahornsirup

- 1 Esslöffel Limettensaft

- Ungesüßte Kokosraspeln zum Garnieren (optional)

Art der Zubereitung

1. Mangowürfel, Kokosmilch, Honig oder Ahornsirup und Limettensaft in einen Mixer geben.

2. Mixen, bis eine glatte und cremige Masse entsteht.

3. Die Mischung in eine flache Schale geben und 4-6 Stunden einfrieren, dabei stündlich umrühren, um die Bildung von Eiskristallen zu verhindern.

4. Kugeln Sorbet in Schüsseln servieren und nach Belieben mit Kokosraspeln garnieren.

Nährwertangaben

- Kalorien: 150

- Fett: 6g

- Kohlenhydrate insgesamt: 25g

- Ballaststoffe: 2g

- Eiweiß: 1g

Portionsgröße: 4 Portionen

Zubereitungszeit: 10 Minuten

Gefrierzeit: 4-6 Stunden

6: Zitronen-Mohn-Muffins

Gesundheitliche Vorteile

- Zitronenschale liefert Vitamin C und Antioxidantien, die die Immunfunktion unterstützen und Entzündungen reduzieren können.

- Mohn ist eine gute Quelle für Mineralien wie Kalzium und Eisen, die für die Knochengesundheit und die Energieproduktion wichtig sind.

Zutaten

- 1 1/2 Tassen Vollkornmehl

- 1/2 Tasse Mandelmehl

- 1/4 Tasse Kokosblütenzucker

- 2 Esslöffel Mohn

- 1 Esslöffel Backpulver

- 1/4 Teelöffel Salz

- 1 Tasse ungesüßte Mandelmilch

- 1/4 Tasse geschmolzenes Kokosöl

- 1/4 Tasse frischer Zitronensaft

- Schale von 1 Zitrone

- 1 Teelöffel Vanilleextrakt

- 1 Esslöffel Ahornsirup (optional)

Art der Zubereitung

1. Den Ofen auf 190°C (375°F) vorheizen und ein Muffinblech mit Papierförmchen auslegen.

2. In einer großen Schüssel Vollkornmehl, Mandelmehl, Kokosblütenzucker, Mohn, Backpulver und Salz verquirlen.

3. In einer separaten Schüssel die Mandelmilch, das geschmolzene Kokosöl, den Zitronensaft, die Zitronenschale, den Vanilleextrakt und ggf. den Ahornsirup verrühren.

4. Gießen Sie die feuchten Zutaten in die trockenen Zutaten und rühren Sie, bis sie sich gerade vermischt haben.

5. Den Teig gleichmäßig auf die Muffinförmchen verteilen.

6. Für 18-20 Minuten backen, oder bis ein Zahnstocher, der in die Mitte eines Muffins gesteckt wird, sauber herauskommt.

7. Die Muffins 5 Minuten in der Form abkühlen lassen, bevor sie auf ein Kuchengitter gelegt werden, damit sie vollständig abkühlen.

Nährwertangaben

- Kalorien: 180

- Fett: 10g

- Kohlenhydrate insgesamt: 20g

- Ballaststoffe: 3g

- Eiweiß: 4g

Portionsgröße: 12 Muffins

Zubereitungszeit: 10 Minuten

Zubereitungszeit: 18-20 Minuten

7: Mandelbutter-Bananen-Smoothie

Gesundheitliche Vorteile

- Bananen sind eine gute Quelle für Kalium, das die Herzgesundheit unterstützt und helfen kann, den Blutdruck zu regulieren.

- Mandelbutter liefert gesunde Fette, Proteine und Ballaststoffe, die dazu beitragen, das Sättigungsgefühl und ein stabiles Energieniveau zu fördern.

Zutaten

- 1 reife Banane, gefroren

- 2 Esslöffel Mandelmus

- 1 Tasse ungesüßte Mandelmilch

- 1/2 Teelöffel Vanilleextrakt

- 1/4 Teelöffel Zimt

- 1 Esslöffel Honig oder Ahornsirup (optional)

- Eiswürfel (optional)

Art der Zubereitung

1. Alle Zutaten in einen Mixer geben.

2. Mixen, bis eine glatte und cremige Masse entsteht.

3. Abschmecken und ggf. die Süße durch Zugabe von
    Honig oder Ahornsirup anpassen.

4. Falls gewünscht, Eiswürfel hinzufügen und erneut
    pürieren, bis eine glatte Masse entsteht.

5. In Gläser füllen und sofort servieren.

Nährwertangaben

- Kalorien: 250

- Fett: 15g

- Kohlenhydrate insgesamt: 25g

- Ballaststoffe: 5g

- Eiweiß: 6g

Portionsgröße: 1 Smoothie

Zubereitungszeit: 5 Minuten

8: Quinoa-Obstsalat

Gesundheitliche Vorteile

- Quinoa ist eine vollständige Proteinquelle und liefert essentielle Aminosäuren, die für die Muskelreparatur und die Immunfunktion wichtig sind.

- Gemischte Früchte liefern Vitamine, Mineralien und Antioxidantien, die die allgemeine Gesundheit unterstützen und das Risiko chronischer Krankheiten verringern können.

Zutaten

- 1 Tasse gekochter Quinoa, abgekühlt

- 1 Tasse gemischte Beeren (z.B. Erdbeeren, Heidelbeeren, Himbeeren)

- 1 Tasse gewürfelte Mango

- 1/4 Tasse gehackte frische Minzblätter

- 2 Esslöffel Zitronensaft

- 1 Esslöffel Honig oder Ahornsirup (optional)

Art der Zubereitung

1. In einer großen Schüssel den gekochten Quinoa, die gemischten Beeren, die gewürfelte Mango und die gehackten Minzblätter vermischen.

2. In einer kleinen Schüssel Zitronensaft und Honig oder Ahornsirup verquirlen.

3. Das Dressing über die Quinoa-Frucht-Mischung gießen und vorsichtig vermengen.

4. Sofort servieren oder bis zum Servieren in den Kühlschrank stellen.

Nährwertangaben

- Kalorien: 180

- Fett: 1g

- Kohlenhydrate insgesamt: 40g

- Ballaststoffe: 6g

- Eiweiß: 5g

Portionsgröße: 4 Portionen

Zubereitungszeit: 15 Minuten

9: Kürbisgewürz-Energie-Häppchen

Gesundheitliche Vorteile

- Kürbispüree ist reich an Beta-Carotin, das im Körper in Vitamin A umgewandelt wird und die Immunfunktion und die Gesundheit des Sehvermögens unterstützt.

- Hafer liefert lösliche Ballaststoffe, die zur Förderung der Verdauungsgesundheit beitragen und zur Senkung des Cholesterinspiegels beitragen können.

Zutaten

- 1 Tasse Haferflocken

- 1/2 Tasse Kürbispüree

- 1/4 Tasse Mandelmus

- 2 Esslöffel Honig oder Ahornsirup

- 1 Teelöffel Kürbiskuchengewürz

- 1/4 Tasse ungesüßte Kokosraspeln (zum Rollen)

Art der Zubereitung

1. In einer großen Schüssel Haferflocken, Kürbispüree,
   Mandelmus, Honig oder Ahornsirup und
   Kürbiskuchengewürz vermischen.

2. Umrühren, bis alles gut vermischt ist und die
   Mischung zusammenhält.

3. Esslöffelgroße Portionen der Mischung ausschöpfen
   und zu Kugeln rollen.

4. Die Energiehäppchen in Kokosraspeln wälzen, um
   sie zu bestreichen.

5. Die Energy Bites auf ein mit Backpapier ausgelegtes
   Backblech legen und mindestens 30 Minuten in den
   Kühlschrank stellen, damit sie fest werden.

6. In einem luftdichten Behälter bis zu einer Woche im
   Kühlschrank aufbewahren.

Nährwertangaben

- Kalorien: 80

- Fett: 4g

- Kohlenhydrate insgesamt: 10g

- Ballaststoffe: 2g

- Eiweiß: 2g

Portionsgröße: 12 Energie-Häppchen

Zubereitungszeit: 10 Minuten

Kühlzeit: 30 Minuten

10: Beeren-Joghurt-Frozen Pops
Gesundheitliche Vorteile

- Griechischer Joghurt liefert Proteine und Probiotika, die die Darmgesundheit unterstützen und zur Stärkung der Immunität beitragen können.

- Beeren sind reich an Antioxidantien und Ballaststoffen, die die allgemeine Gesundheit unterstützen und das Risiko chronischer Krankheiten verringern können.

Zutaten

- 1 Tasse griechischer Naturjoghurt

- 1/2 Tasse gemischte Beeren (z.B. Erdbeeren, Heidelbeeren, Himbeeren)

- 1 Esslöffel Honig oder Ahornsirup

- 1/4 Tasse Müsli (optional)

Art der Zubereitung

1. In einem Mixer griechischen Joghurt, gemischte Beeren und Honig oder Ahornsirup zu einer glatten Masse pürieren.

2. Gieße die Mischung in Eisformen am Stiel und fülle jede Form zu etwa drei Vierteln.

3. Eis am Stiel in die Förmchen stecken und nach Belieben mit Granola bestreuen.

4. Das Eis am Stiel für mindestens 4 Stunden einfrieren oder bis es vollständig gefroren ist.

5. Um das Eis am Stiel aus den Förmchen zu nehmen, lassen Sie einige Sekunden lang warmes Wasser über die Außenseite der Formen laufen.

6. Sofort servieren oder in einem luftdichten Behälter im Gefrierschrank aufbewahren.

Nährwertangaben

- Kalorien: 60

- Fett: 1g

- Kohlenhydrate insgesamt: 10g

- Ballaststoffe: 1g

- Eiweiß: 4g

Portionsgröße: 6 Eis am Stiel

Zubereitungszeit: 10 Minuten

Gefrierzeit: 4 Stunden

KAPITEL 6

Schlussfolgerung

Breast Cancer Diet Cookbook" dient als umfassender Leitfaden, um die Kraft der Ernährung bei der Prävention, Behandlung und Genesung von Brustkrebs zu nutzen. In diesem Buch haben wir die wichtige Rolle untersucht, die Lebensmittel bei der Unterstützung der allgemeinen Gesundheit, der Behandlung von Nebenwirkungen und der Förderung der Heilung spielen.

Vom Verständnis der Bedeutung wichtiger Nährstoffe wie Antioxidantien, gesunden Fetten und Proteinen über die Aufnahme von Superfoods bis hin zur Befolgung von Strategien zur Planung von Mahlzeiten, die auf jede Phase der Behandlung zugeschnitten sind, bietet dieses Kochbuch praktische und köstliche Rezepte, die speziell für Personen entwickelt wurden, die ihre Brustkrebsreise bewältigen.

Wir haben gesehen, wie nährstoffreiche Mahlzeiten während der Behandlung eine wichtige Unterstützung bieten können, indem sie helfen, Symptome zu lindern, das Energieniveau aufrechtzuerhalten und das allgemeine Wohlbefinden zu steigern. Durch die Priorisierung von Vollwertkost, den Ausgleich von Makronährstoffen und die Aufnahme einer Vielzahl von Obst, Gemüse, Getreide und mageren Proteinen kann der Einzelne seine Ernährung optimieren und die natürlichen Heilungsprozesse seines Körpers unterstützen.

Wenn wir dieses Buch abschließen, sollten wir uns daran erinnern, dass die Ernährung unseres Körpers mit gesunden, nährstoffreichen Lebensmitteln nicht nur eine Form der Selbstfürsorge ist, sondern auch ein wirksames Werkzeug im Kampf gegen Brustkrebs. Mögen Sie mit der Anleitung und Unterstützung auf diesen Seiten Kraft, Widerstandsfähigkeit und Hoffnung finden, wenn Sie sich auf Ihre Reise zum Wohlbefinden begeben. Denken Sie daran, dass Sie nicht allein sind, und gemeinsam können wir uns durch jeden Schritt der Reise ernähren.